Heidelore Kluge

Durch Teebaumöl gesund und schön

Ganzheitlich heilen und pflegen mit dem einzigartigen Naturwirkstoff
Anwendungen bei Entzündungen, Allergien und Pilzerkrankungen

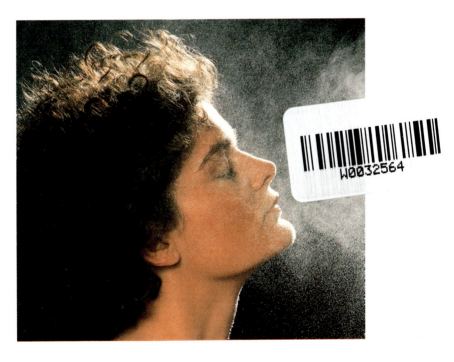

Südwest

Inhalt

Vorwort 4

Der australische Teebaum 6

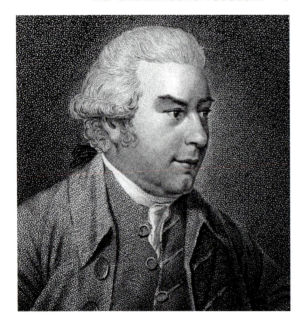

Sir Joseph Banks brachte Teebaumöl nach Europa

Kleiner Ausflug in die Botanik 6

Die Heilkräfte des Teebaumöls 8

Was macht Teebaumöl so wirksam? 8
Teebaumöl in der Herstellung 11
Medizinische Verwendung 12
Zur Beachtung 15

So verwenden Sie Teebaumöl 16

Bäder und Spülungen 17
Mundspülung 18
Inhalation 19

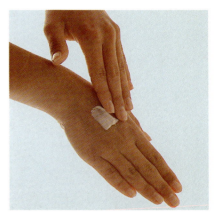

Creme mit Teebaumöl zur Hautpflege

Kompressen und Umschläge 19
Massage 20
Teebaumöl und Kosmetika 21
Direkte Anwendung 23
Aromatherapie 24

Teebaumöl für Ihre Gesundheit 25

Vorbeugende Anwendung 25
Infektionen 26
Erkältungskrankheiten 31
Hautentzündungen 37
Erkrankungen des Unterleibs 45
Hände und Füße 50
Krampfadern 53
Gelenke und Muskeln 55
Probleme mit den Zähnen 59

INHALT

Erste Hilfe mit Teebaumöl	60
Teebaumöl in der Babypflege	64
Aromatherapie	67
Schönheitspflege mit Teebaumöl	68

Teebaumöl im Haushalt 74
Guter Duft im Haus	74
Insekten und Ungeziefer	76

Tierpflege mit Teebaumöl 80

Auch Haustiere brauchen Pflege

Geschichte und Geschichten zum Teebaum 84
Zur Lebensweise der australischen Ureinwohner	84
Zur Heilkraft des Teebaumöls	85

Bumerangs – traditionelle Waffen der Aborigines

Das Teebaumöl in Wissenschaft und Forschung 88

Analyse im Labor

Wissenswertes zu Ernte und Produktion 92
Teebaumplantagen heute	93

Der australische Teebaum

Händlerverzeichnis 94

Hinweise, Impressum 95

Register 96

Vorwort

Natürliche Heilstoffe finden heute zunehmend Aufmerksamkeit, wenn es um die Behandlung von Krankheiten geht. Obwohl viele der synthetisch hergestellten Medikamente sehr erfolgreich die Symptome der Krankheiten bekämpfen, haben manche von ihnen aber auch schwerwiegende Nebenwirkungen.

Den ganzen Menschen heilen

Alternative Heilformen wie Akupunktur, Pflanzenmedizin, Aromatherapie usw. schätzen die physischen, emotionalen und auch spirituellen Bedürfnisse eines Patienten als Ganzes ein. Sie sprechen Körper und Seele des Menschen zugleich an. Nur so kann die Gesamtharmonie und damit das Gefühl des Wohlbefindens – beides macht erst eine gute Gesundheit aus! – wiederhergestellt werden.

Von den Vorvätern gelernt

Teebaumöl ist ein wirksames und dabei äußerst sanftes Naturheilmittel, das seit Jahrtausenden von den australischen Ureinwohnern zur Behandlung von Beschwerden aller Art (vor allem Haut- und Atemwegserkrankungen) verwendet wird. Die Aborigines – wie die Ureinwohner genannt werden – haben ihre Kenntnisse nie katalogisiert oder in irgendeiner Form niedergeschrieben.
Ihr Wissen wurde und wird nur mündlich weitergegeben – in Erzählungen und Gesängen, den sogenannten Dreamings (Träumen). Darin werden die Mythen von der Entstehung der Erde und der Menschen erzählt, aber auch die Erfahrungen über Heilkunst weitergegeben.

Teebaumöl verursacht keine Nebenwirkungen, sondern stärkt sogar das Immunsystem, weil es die körpereigenen Heilkräfte unterstützt.

Abwehrkräfte stabilisieren

Die unglaubliche Lebenskraft des Teebaums zeigt sich in den Heilkräften seines ätherischen Öls. Seine Wirksamkeit – besonders bei Hautkrankheiten und Erkrankungen der Atemwege – ist heute unbestritten. Hinzu kommt eine weitere wichtige Eigenschaft: die Kräftigung des Immunsystems.
Der aromatische Duft des Öls wird auch in der Aromatherapie genutzt. Dieses Heilverfahren kannten schon die Aborigines: Für sie galt, daß nur in guter Luft eine gute Gesundheit entstehen kann.
In einer australischen Marktforschungsstudie wurde ermittelt, daß Teebaumöl »für alles« verwendet wird. Seitdem heißt es dort auch die Erste-Hilfe-Ausrüstung in einer Flasche!

HEIDELORE KLUGE

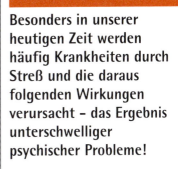

Besonders in unserer heutigen Zeit werden häufig Krankheiten durch Streß und die daraus folgenden Wirkungen verursacht – das Ergebnis unterschwelliger psychischer Probleme!

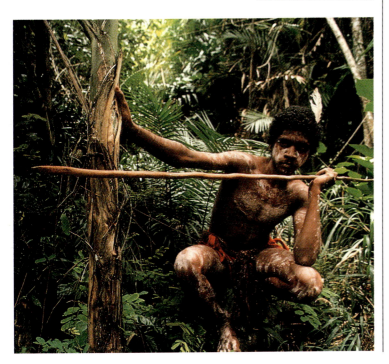

Das Wissen um die Heilkraft des Teebaumöls wurde nie aufgeschrieben. Die Aborigines haben es mündlich von Generation zu Generation weitergegeben.

Der australische Teebaum

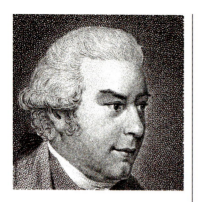

Der Botaniker Sir Joseph Banks.

Auch der Eukalyptus ist ein Myrtengewächs und hat auch ein ähnliches ätherisches Öl in seinen Blättern wie der Teebaum.

Kleiner Ausflug in die Botanik

Der Teebaum (Melaleuca alternifolia) wächst in Australien an der Nordküste von New South Wales und im südlichen Queensland. Er hat hellgrüne, weiche, nadelartige Blätter und kleine, gelbe oder cremefarbene Blüten, die wie Flaschenbürsten aussehen. Am besten gedeiht er in sumpfigen Gebieten. Er wird nur etwa sechs bis sieben Meter hoch und hat einen schmalen hellen Stamm mit dünner Borke, der sich bald teilt – so ähnelt er eher einem Busch als einem Baum.
Botanisch gehört er zur Familie der Myrtengewächse. Alle Mitglieder dieser Familie duften stark – ihre Blattdrüsen setzen beim Zerdrücken ätherische Öle frei.

Ein Baum erhält seinen Namen

Melaleuca alternifolia ist der botanische Name der speziellen Art von Teebaum, die das wirksame Teebaumöl produziert. Dieser Baum hat zahlreiche Geschwister, die alle ähnlich aussehen, aber in der Zusammensetzung ihres ätherischen Öls nicht die für therapeutische Zwecke optimale Zusammensetzung des ätherischen Öls aufweisen.
Der Name »Teebaum« entstand 1770, als der englische Kapitän James Cook mit seinem Schiff »H.M.S. Endeavour« in der Botany Bay an der Nordostküste Australiens landete. Dort fand er in den Sumpfgebieten üppige Haine von Bäumen vor, die aromatisch duftende Blätter hatten. An der Ex-

pedition ins Landesinnere nahm auch der berühmte Botaniker Sir Joseph Banks teil. Er brachte die duftenden Blätter nach England mit. Die Männer hatten beobachtet, daß sich aus den aufgekochten Blättern ein angenehm würziger Tee herstellen ließ.

Seit Jahrhunderten bewährt

In Australien selbst ist die medizinische Anwendung den Eingeborenen seit Jahrtausenden bekannt. Schon vor mehr als 40 000 Jahren lebten die Ureinwohner Australiens in friedlicher Harmonie mit der Natur. Sie sammelten Samen von Bäumen und gruben Wurzeln aus, sie töteten Tiere – aber nie mehr, als sie unbedingt zu ihrer Nahrung brauchten. Und sie kannten eine Vielzahl natürlicher Heilmittel.

Die Herstellung von Getränken aus den duftenden Blättern des Teebaums stammt mit größter Wahrscheinlichkeit von dem Stamm der Bundjalung Aborigines, die im nördlichen New South Wales lebten. Die Blätter wurden zerdrückt und eingeweicht, bevor man sie als Tee zubereitete. Mit dem Aufguß wurden auch Wunden, Verbrennungen und allgemeine Schmerzen behandelt. Außerdem wurden die zerdrückten Blätter auch mit warmem Lehm zur Behandlung von Infektionen und Hauterkrankungen verwendet.

Bei den Aborigines wurde gute Luft mit guter Gesundheit in Verbindung gebracht. Deshalb benutzten sie hauptsächlich aromatische Pflanzen zu Heilzwecken, weil diese die Atmung erleichterten.

So wird Teebaumöl seit Jahrhunderten verwendet

Tee	Gegen Husten und Erkältung
Waschungen (Aufguß)	Gegen Schmerzen, Wunden, Verbrennungen
Kompressen, Umschläge (mit Lehm vermischt)	Gegen Infektionen und Hautkrankheiten
Inhalieren	Gegen Atemwegserkrankungen
Öl	Gegen Infektionen

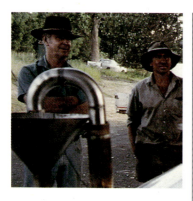

Australische Destillerie.

Das Erstaunliche bei vielen Arzneimitteln: Man weiß nicht, warum sie wirken, man weiß nur, daß sie wirken!

Die Heilkräfte des Teebaumöls

Was macht Teebaumöl so wirksam?

Die australischen Aborigines hatten ein großes Wissen über pflanzliche Heilmittel und die verschiedenen Anwendungsmöglichkeiten – allerdings, ohne diese zu klassifizieren oder zu beschreiben.

Die Zergliederung in verschiedene Substanzen und die chemische Analyse interessierte dagegen die Forscher des Industriezeitalters. Allerdings geben ihnen die Wirkungen des Teebaumöls bis heute viele Rätsel auf.

Das Teebaumöl enthält eine Vielzahl von Wirkstoffen, von denen inzwischen etwa 100 durch chemische Analyse bestimmt worden sind. Bei vielen dieser Stoffe hat man allerdings bisher noch nicht feststellen können, warum und wie sie genau wirken.

Die Standardisierung (d. h. Festsetzung von Mindest- und Höchstwerten der einzelnen Inhaltsstoffe) von Teebaumöl brachte einige Schwierigkeiten mit sich, weil Teebaumpflanzen ätherische Öle von recht unterschiedlicher Zusammensetzung produzieren können – was natürlich auch ihre Heilwirkung beeinflußt.

Nicht alle Bäume sind gleich

Daß Teebaumpflanzen unterschiedlich zusammengesetzte ätherische Öle hervorbringen, ist übrigens eine Eigenschaft, die viele Pflanzen, die ätherische Öle produzieren, aufweisen

(z. B. Thymian, Lavendel, Majoran). Bei ihnen ist die Art und Qualität des ätherischen Öls sehr abhängig von der geographischen Lage, den Jahreszeiten und der Beschaffenheit des Bodens, auf dem diese Pflanzen wachsen.

Schon 1948 wurde in einer wissenschaftlichen Studie von Penfold, Morrison und McKern nachgewiesen, daß der Gehalt an Cineol (das ist der Hauptwirkstoff des Teebaumöls) bei einer zufälligen Auswahl der ätherischen Öle von 49 Teebäumen zwischen 6 Prozent und 16 Prozent schwankte – und das, obwohl die Teebaumpflanzen alle aus der gleichen Gegend stammten und botanisch nicht zu unterscheiden waren!

Inzwischen hat man festgestellt, daß der Anteil an Cineol bei Teebaumöl sogar zwischen 2 und 65 Prozent betragen kann. Außerdem fand man heraus, daß der Ölertrag bei Blättern, die im Winter geerntet werden, niedriger ist als bei den Blättern der Sommerernte.

Cineol (auch Eukalyptol genannt) ist eine ätherische Substanz, die vor allem in Eukalyptusblättern enthalten ist. Doch auch in anderen Pflanzen – z. B. im Ingwer – kommt sie vor.

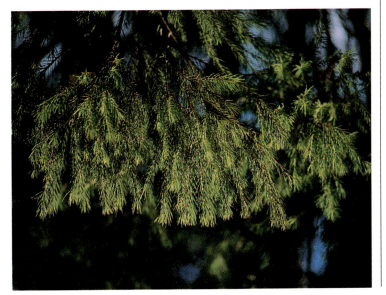

Das Öl der Teebaumblätter enthält viele verschiedene Wirkstoffe; etwa hundert sind chemisch analysiert. Die genaue Wirkweise von allen ist allerdings noch nicht bekannt.

Dem Ursprung am nächsten

Der natürliche Lebensraum des Teebaums ist die Nordküste von New South Wales – vor allem im Gebiet des Richmond River bei Lismore. Aber man findet den Teebaum auch vereinzelt in der Umgebung von Newcastle und Sydney, wo er inzwischen auch auf Plantagen angebaut wird.

Obwohl es sich botanisch um denselben Baum handelt, unterscheidet sich die Zusammensetzung seines ätherischen Öls doch merklich von der der nordaustralischen Bäume. Diese haben einen hohen Terpinen-4-ol-Gehalt und wenig Cineol, während die Bäume im Süden einen höheren Cineolgehalt aufweisen, so daß das Öl von Bäumen aus der Gegend von Port Macquarie einem cineolreichen Eukalyptusöl ähnelt.

Auf den Teebaumplantagen, die erst in den letzten zwanzig Jahren entstanden sind, um die steigende Nachfrage nach dem Öl zu befriedigen, wird danach geforscht, unter welchen Bedingungen das optimale Öl zu gewinnen ist. Der Boden, die Jahreszeit der Ernte, die klimatischen Bedingungen und vieles mehr haben Einfluß auf die Qualität.

> Alle Naturprodukte unterliegen so vielfältigen Einflüssen, daß sich ihre Beschaffenheit ständig leicht verändert.

Auf die Zusammensetzung kommt es an

Ein zu hoher Cineolgehalt kann Hautreizungen verursachen, während das Öl von Bäumen mit einem zu geringen Terpinen-4-ol-Gehalt in seiner Heilwirkung nicht den Erwartungen entspricht.

Der Standard für Melaleuca-alternifolia-Öl – das ist der lateinische Name des Teebaumöls –, der 1985 durch die Standards Association of Australia aufgestellt wurde, fordert, daß der Gehalt an Terpinen-4-ol höher als 30 Prozent und der Cineolgehalt niedriger als 15 Prozent sein sollte. Ein wirklich hochwertiges Öl sollte allerdings nicht mehr als fünf Prozent Cineol enthalten!

Teebaumöl in der Herstellung

Die Nachfrage nach Teebaumöl steigt weltweit, deshalb wird es nicht selten verfälscht oder gestreckt – gewöhnlich mit Cineol, das auch der Hauptwirkstoff von Eukalyptusöl ist und diesem den charakteristischen kampferähnlichen Geruch gibt. Ein solchermaßen verfälschtes Öl kann man an seinem süßlichen Aroma und seinem starken Kampfergeruch leicht erkennen.

Es ist interessant, daß jede dieser Substanzen – für sich genommen – nicht sonderlich wirksam ist. Erst aus der Kombination dieser Inhaltsstoffe ergibt sich die maximale Heilkraft des Teebaumöls – ein Phänomen, das als Synergie bezeichnet wird. Dabei handelt es sich um das Zusammenwirken verschiedener Faktoren zu einer abgestimmten Gesamtleistung, wie wir diese z. B. auch beim Zusammenspiel von Muskeln bei Körperbewegungen kennen.

Synergie spielt bei vielen ätherischen Ölen eine wichtige Rolle. Dabei trägt immer die einzigartige Ausgewogenheit

Achten Sie darauf, daß Sie ein Teebaumöl von zuverlässiger Qualität bekommen. Für Heilanwendungen ist ein gestrecktes oder verfälschtes Öl ungeeignet.

Wirkstoffe in ihrer Zusammensetzung

Das ideale Gleichgewicht der Hauptbestandteile in einem frischen Qualitätsteebaumöl sollte wie folgt aussehen:

Alpha-Pinen	2,5 Prozent
Alpha-Terpinen	9,1 Prozent
Para-Cymen	3,9 Prozent
1,8-Cineol	4,3 Prozent
Gamma-Terpinen	24,6 Prozent
Alpha-Terpineol	2,3 Prozent
Terpinen-4-ol	42,1 Prozent
Terpinolen	4,1 Prozent

der Bestandteile – einschließlich der nur in Spuren vorkommenden Substanzen – zur Gesamtwirkung bei. Das macht übrigens auch verständlich, warum synthetisch hergestellte Produkte bzw. »naturidentische« Öle nie an die natürlich erzeugten Öle heranreichen können: Es ist schwierig, die komplizierte und mannigfaltige Mischung natürlich vorkommender Komponenten synthetisch nachzuahmen.

Medizinische Verwendung

Gegenwärtig werden detaillierte Forschungen über verschiedene Arten von Teebaumöl durchgeführt, um die geeignetsten Zusammensetzungen für unterschiedliche medizinische Anwendungen zu ermitteln. Da die Teebaumölindustrie sich in einem gewaltigen Aufschwung befindet, wird es in Zukunft spezielle Öle für die verschiedensten Beschwerden geben – denn die optimale Zusammensetzung für die Behandlung von Pilzerkrankungen muß nicht unbedingt dieselbe sein wie für die Behandlung einer Bakterieninfektion.

> **Noch ist Teebaumöl ein Universalmittel. Aber schon bald könnte es spezielle Teebaumöle für verschiedene Einsatzbereiche geben.**

Eine der hauptsächlichen Eigenschaften, die Teebaumöl von vielen anderen Heilmitteln unterscheidet, ist, daß es gegen alle drei Arten ansteckender Organismen wirkt.
- Bakterien
- Pilze
- Viren.

Antiseptische und bakterizide Wirkung

Diese Wirkung ist besonders für die Erste Hilfe von Bedeutung: bei der Behandlung von Schnitt- und Brandwunden, Abschürfungen, infizierten Splittern, Insektenstichen und allen anderen Wunden, vor allem, wenn diese verschmutzt sind oder eitern. Als Antiseptikum ist Teebaumöl außerdem

ein wertvolles Mittel für die allgemeine Hautpflege, besonders bei Pickeln, Mitessern, Akne.
Auch für die Behandlung von Infektionen der Atemwege – z. B. bei Grippe, Bronchitis oder Nebenhöhlenentzündungen – hat sich Teebaumöl bewährt.
Außerdem ist es gut geeignet für die Therapie von Beschwerden im Genitalbereich – z. B. Blasenentzündung oder Ausfluß.

Pilztötende Wirkung

Besonders wirksam ist Teebaumöl bei der Behandlung von Pilzerkrankungen – z. B. Ringelflechte, Fußpilz und Soor. Inzwischen wird Teebaumöl auch erfolgreich bei Pilzerkrankungen von Haustieren, Fischen und Pflanzen eingesetzt.

Keime kommen überall auf unserer Haut vor. Sie sind nur eine Gefahr, wenn der Körper mit ihnen nicht mehr fertig wird.

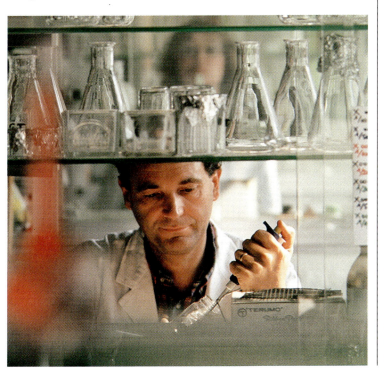

In den medizinischen Labors wird viel mit Teebaumöl experimentiert und geforscht, welche Zusammensetzung des Öls für welche Krankheit am besten geeignet ist.

Wirkung gegen Viren

Viren verursachen die meisten epidemischen (seuchenartigen) Krankheiten. Da Teebaumöl auch hier wirkungsvoll eingesetzt werden kann, empfiehlt es sich besonders zur Behandlung von Krankheiten wie Masern, Windpocken, Grippe und Erkältung.
Auch bei Viruserkrankungen der Haut, wie z. B. Warzen, kann Teebaumöl verwendet werden.

Wirkung auf das Immunsystem

Die Wirksamkeit von Teebaumöl bei der Bekämpfung von Infektionen wird zusätzlich verstärkt durch seine Fähigkeit, die körpereigenen Abwehrkräfte zu stärken. In diesem Zusammenhang ist Teebaumöl besonders wichtig bei der Vorbeugung gegen Krankheiten. Vor allem, wenn der Körper geschwächt ist – z. B. durch Streß, Krankheit und die Verwendung von Antibiotika oder anderen Medikamenten, die die natürlichen Abwehrkräfte des Körpers vermindern –, kann Teebaumöl eine große Hilfe sein. Das gleiche gilt für Menschen, die vor einem chirurgischen Eingriff stehen oder an chronischen oder lang anhaltenden schwächenden Krankheiten leiden, z. B. Drüsenfieber oder Leberentzündung (Hepatitis).

Eine mögliche Anwendung bei Aidserkrankungen wird gegenwärtig untersucht. Sicherlich wäre es zu optimistisch, vom Einsatz des Teebaumöls zu erwarten, daß durch ihn das bedrohliche Virus besiegt werden könnte. Doch ist schon die Stärkung des Immunsystems für Aidsinfizierte ein entscheidender Nutzen, der den Ausbruch der Krankheit vielleicht hinauszögern oder ganz verhindern kann.

Die Stärkung der Abwehrkräfte, mit denen sich der Organismus selbst schützen kann, ist oft die wertvollste Hilfe, die wir unserem Körper geben können.

> Stärken Sie Ihr Immunsystem auch durch eine vernünftige Lebensweise, gesunde Ernährung und Entspannung für Körper und Seele!

Zur Beachtung

Teebaumöl ist ein besonders sanft wirkendes Naturheilmittel, da es bei äußerer Anwendung weder giftig noch in irgendeiner Form hautreizend ist. Trotzdem ist es möglich, daß manche Menschen auch gegen Teebaumöl allergisch oder empfindlich sind. Deshalb sollten Sie vor einer Anwendung sorgfältig die Verträglichkeit in Ihrem individuellen Fall prüfen und die gebotene Vorsicht walten lassen.

Checkliste vor der Verwendung von Teebaumöl

- Manche Haut reagiert empfindlich auf reines Teebaumöl. Vor einer Behandlung deshalb zuerst einen Hauttest durchführen: einige Tropfen reines Teebaumöl auf dem Handrücken eine Stunde einwirken lassen; treten Hautreizungen auf, das Öl mit viel kaltem Wasser abspülen und nur verdünnt (mit Wasser oder Oliven-, Mandel- oder Avocadoöl) verwenden.

- Teebaumöl darf nicht in Kontakt mit den Augen kommen!

- Teebaumöl ist nicht für die innerliche Anwendung geeignet – es sei denn, daß es ärztlich verordnet wurde.

- Obwohl Teebaumöl nicht giftig ist, ist es doch stark wirksam. Deshalb sollte es während einer Schwangerschaft und für Kinder unter 18 Monaten nur in Verdünnung (Wasser oder Öl) verwendet werden.

- Auch bei der Haustierpflege gilt: bei kleinen Tieren und Jungtieren Teebaumöl zur Pflege nur in einer Verdünnung verwenden. Katzen sind besonders empfindlich gegen ätherische Öle – auch gegen Teebaumöl. Deshalb sollten Sie auch bei der Katzenpflege das Teebaumöl immer verdünnen!

- Achten Sie darauf, Teebaumöl immer nur in bester Qualität aus kontrolliertem Anbau zu kaufen. Da die Nachfrage nach diesem Öl ständig anwächst, bringen manche Firmen Teebaumöl auf den Markt, das in seiner Zusammensetzung nicht dem vorgeschriebenen Standard entspricht oder mit anderen Ölen versetzt ist.
  Nur mit einem reinen Teebaumöl von verläßlicher, bester Qualität können Sie sichere und wirksame therapeutische Erfolge erzielen.

- Wichtig: Sollte die Behandlung mit Teebaumöl nicht den gewünschten therapeutischen Erfolg bringen oder die Symptome sich gar verschlimmern, sollten Sie unbedingt Ihren Arzt aufsuchen.

So verwenden Sie Teebaumöl

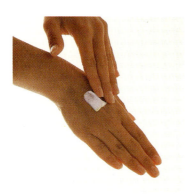

Teebaumöl wird vorwiegend äußerlich angewendet.

Teebaumöl ist ausschließlich für die äußerliche Anwendung geeignet. Eine innerliche Anwendung darf nur nach Verordnung des Arztes und unter ärztlicher Aufsicht erfolgen!
Das Teebaumöl wirkt besonders heilsam auf die Haut und auf die Atmungsorgane. Deshalb sind Bäder, Massagen usw. sowie Inhalationen die wirkungsvollsten Anwendungsmöglichkeiten.

Teebaumöl läßt sich ganz unterschiedlich einsetzen. Entweder in kleinen Mengen pur oder vermischt mit Wasser, Alkohol oder Pflanzenölen.

Anwendungsmöglichkeiten von Teebaumöl	
Bad	Einige Tropfen ins Badewasser
Spülung	Einige Tropfen in Becher mit Wasser
Kompressen	Auf nasses Tuch träufeln
Massage	Vermischt mit Pflanzenöl einreiben
Creme	Eigener Pflegecreme beimischen
Lotion	In destilliertes Wasser bzw. Alkohol
Haarshampoo	Shampoo beimischen
Haarwasser	In Alkohol
Mundspülung	Einige Tropfen in ein Glas Wasser
Inhalation	Einige Tropfen in Schüssel mit dampfendem Wasser
Direkte Anwendung	Mit Finger oder Wattebausch auf die betroffene Stelle direkt auftragen
Aromatherapie	Aromalampe oder Wasserschälchen

Bäder und Spülungen

Vollbad

Geben Sie acht bis zehn Tropfen reines Teebaumöl in das warme Badewasser und bleiben Sie mindestens zehn Minuten lang entspannt darin liegen.
Wirkung:
- Lindert Muskel- und Rheumaschmerzen
- Wirkt heilend auf Hautausschläge und Ekzeme
- Mildert Atemwegsbeschwerden.

TIP:
Sanfte Musik im Hintergrund fördert zusätzlich den Entspannungseffekt.

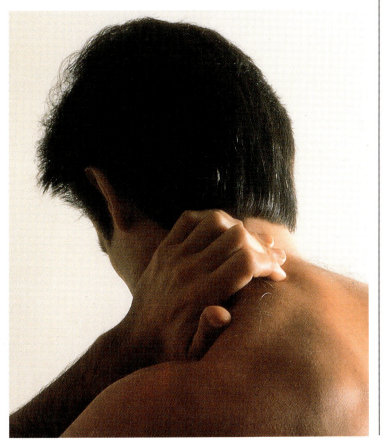

Gerade bei Schmerzen im Nackenbereich – beispielsweise durch Verspannungen hervorgerufen – ist eine Anwendung mit Teebaumöl eine wirksame Hilfe.

Hand- und Fußbad

Geben Sie sechs bis acht Tropfen Teebaumöl in eine Schüssel mit warmem Wasser. Baden Sie Hände und Füße fünf bis zehn Minuten darin.
Wirkung:
- Heilend bei Fußpilz und Nagelbettentzündungen
- Wirksames Deodorant bei Schweißfüßen.

Sitzbad

Geben Sie sechs bis acht Tropfen Teebaumöl in eine Schüssel oder in eine Sitzbadewanne mit warmem Wasser. Nehmen Sie ein Sitzbad von fünf bis zehn Minuten Dauer.
Wirkung:
- Lindert bei Juckreiz im Genitalbereich
- Mildert Hämorrhoidenbeschwerden
- Heilsam bei Blasenentzündungen.

Spülung im Genitalbereich

Geben Sie vier bis fünf Tropfen Teebaumöl in ein Gefäß mit warmem Wasser (z. B. einen Mixbecher oder eine Kanne) und lassen Sie die Mischung langsam über den Genitalbereich rinnen.
Wirkung:
- Lindernd bei Juckreiz im Genitalbereich.

Mundspülung

Bei Erkältungskrankheiten, Mundgeschwüren und Zahnschmerzen hat sich Teebaumöl ebenfalls bewährt. Geben Sie fünf bis zehn Tropfen Teebaumöl in ein Glas mit warmem Wasser und rühren Sie die Mischung gut durch. Dann

---

Machen Sie Ihr Badezimmer zum Duftkurort! Sie müssen keine Beschwerden haben, um die wohltuende und heilende Wirkung des Teebaumöls erfahren zu können. Auch zur Vorbeugung oder einfach zum Genießen ist es vorzüglich geeignet.

gründlich gurgeln oder ausgiebig den Mund damit ausspülen. Achtung: Die Mischung unbedingt wieder ausspucken, nicht schlucken!
Wirkung:
- Desinfiziert die Mundhöhle
- Lindert Schmerzen
- Unterstützt die Heilung entzündeter Stellen im Mund- und Gaumenbereich
- Beseitigt Mundgeruch.

Inhalation

Geben Sie einige Tropfen Teebaumöl in eine Schüssel mit dampfend heißem Wasser. Beugen Sie sich darüber und bedecken Sie Kopf und Schüssel mit einem Handtuch. Nun atmen Sie fünf bis zehn Minuten lang die aromatischen Dämpfe ein.
Wichtig: Halten Sie dabei Ihre Augen geschlossen, weil Teebaumöl die Augen reizen kann!
Wirkung:
- Lindert Hustenreiz
- Heilsam bei Erkältungen und Atemwegserkrankungen
- Reguliert Hautprobleme (Pickel, Mitesser, Akne usw.)
- Ist allgemein eine wirksame Hautpflege, da ein solches Dampfbad gewissermaßen als »Gesichtssauna« wirkt.

Wenige Tropfen genügen, und das flüchtige Aromaöl erfüllt sekundenschnell die ganze Luft mit seinem reinen und heilenden Duft.

Kompressen und Umschläge

Kompressen aus einem sterilen, mehrfach zusammengelegten Stück Mull oder Leinen legt man auf Wunden, die Flüssigkeit absondern. Darüber hinaus sind sie auch bei Entzündungen, Krampfadern und noch vielerlei Beschwerden ein bewährtes Hausmittel, das auf eine allmähliche, tiefgehende

> Ein altbewährtes Hausmittel sind die Wadenwickel. Probieren Sie doch auch hier einmal das Teebaumöl.

Wirkung abzielt. Mit dem Teebaumöl erhalten Kompressen eine einzigartige Heilkomponente. Eine einfache (nicht sterile) desinfizierende Kompresse läßt sich herstellen, indem Sie – je nach Größe der betroffenen Hautstelle – einen Wattebausch oder einen Waschlappen in Wasser tauchen und dann drei bis fünf Tropfen Teebaumöl darauf träufeln.
Das Wasser sollte je nach Bedarf sehr heiß oder eiskalt sein.
Die Kompresse mindestens eine Stunde liegen lassen.

Einen Umschlag – z. B. um Eiter aus einem Abszeß zu ziehen oder einen entzündlichen Splitter zu entfernen – stellen Sie her, indem Sie etwas Heilerde (aus der Apotheke) mit Wasser anrühren und einige Tropfen Teebaumöl darunter mischen. Tragen Sie die Mischung auf die betroffene Hautstelle auf und decken Sie diese nötigenfalls mit einer Mullbinde ab.
Wirkung:
- Desinfiziert
- Lindert Schmerzen
- Beschleunigt den Heilungsprozeß.

Massage

Für Massageanwendungen mischen Sie Teebaumöl mit einem reinen Pflanzenöl, z. B. Oliven-, Mandel- oder Avocadoöl (aus der Apotheke). Füllen Sie die Ölmischung in eine dunkle Flasche (gewöhnlich werden diese Öle ohnehin in solchen Flaschen verkauft, da sie das Öl vor schädlichen Lichteinflüssen schützen). Vor dem Gebrauch gut durchschütteln!
Wirkung:
- Desinfiziert
- Heilt Hautprobleme (Akne, Pickel usw.)
- Ist ganz allgemein eine wirksame Hautpflege
- Wirkt außerdem durch den Duft aromatherapeutisch.

Zur Herstellung Ihres eigenen Massageöls

Je nachdem, wieviel Öl zum Einreiben Sie haben möchten, beachten Sie das richtige Mischungsverhältnis:

100 ml Pflanzenöl	50 Tropfen Teebaumöl
50 ml Pflanzenöl	25 Tropfen Teebaumöl
1 Eßlöffel Pflanzenöl (etwa 15 ml)	7–8 Tropfen Teebaumöl
1 Teelöffel Pflanzenöl (etwa 5 ml)	2–3 Tropfen Teebaumöl

20 Tropfen Teebaumöl entsprechen 1 Milliliter (ml). Die angegebenen Mischungsverhältnisse entsprechen einer Verdünnung von 2,5 Prozent.

Teebaumöl und Kosmetika

Creme

Sie können Teebaumöl auch Ihrer normalen Pflegecreme beimischen. So erhalten Sie ein hochwertiges Kosmetikum, in dem sich die Heilkräfte des Teebaumöls hervorragend und mit lang andauernder Wirkung entfalten können. Diese Teebaumölcreme kann bei vielen Hautproblemen eingesetzt werden.
Wirkung:
- Desinfiziert
- Heilt Hautprobleme (Akne, Pickel usw.)
- Ist ganz allgemein eine wirksame Hautpflege.

Gesundheit und Schönheit liegen nahe beieinander – als Ausdruck von Energie und Lebensfreude.

Lotion

Eine pflegende Gesichtslotion können Sie sehr einfach herstellen, indem Sie 100 Milliliter destilliertes Wasser (aus der Apotheke) mit 25 Tropfen Teebaumöl mischen. Die Lotion vor Gebrauch gut durchschütteln und als reinigendes und pflegendes Gesichtswasser verwenden.

In manchen Fällen ist eine Alkoholmischung wirksamer, weil sie austrocknend wirkt – z. B. bei Fußpilz. Mischen Sie dafür 100 Milliliter 50prozentigen Alkohol (in der Apotheke erhältlich) mit 60 Tropfen Teebaumöl. Die Lotion vor Gebrauch gut durchschütteln. Mit Wasser vermischt, können Sie diese Lotion auch für Waschungen verwenden, z. B. bei Windpocken und anderen Hautinfektionen.

Wirkung:
- Desinfiziert
- Beschleunigt den Heilungsprozeß bei Hauterkrankungen aller Art.

Shampoo

Mischen Sie ein pH-neutrales Haarshampoo mit Teebaumöl. Mischungsverhältnis: Geben Sie 60 Tropfen Teebaumöl in 100 Milliliter Shampoo. Vor Gebrauch gut durchschütteln.

Wirkung:
- Kräftigt Haare und Kopfhaut
- Wirkt gegen Schuppen
- Reguliert den Fetthaushalt (ist also gleichermaßen wirksam bei trockenem und fettigem Haar)
- Beugt Läusebefall vor.

Haarwasser

Mischen Sie 100 Milliliter 50prozentigen Alkohol (aus der Apotheke) mit fünf Milliliter Teebaumöl. Vor Gebrauch gut schütteln. Täglich kräftig in die Kopfhaut und ins Haar einmassieren.

Wirkung:
- Kräftigt Haare und Kopfhaut
- Wirkt gegen Schuppen.

Jede Haut und jedes Haar reagieren anders. Beobachten Sie genau, bei welchen der angegebenen Rezepte Sie sich rundherum wohl fühlen.

Direkte Anwendung

Bei Schmerzen, Wunden, Hautproblemen und Insektenstichen können Sie Teebaumöl auch direkt auf die betroffenen Hautstellen auftragen. Geben Sie einige Tropfen Teebaumöl auf einen Wattetupfer oder auf Ihre Fingerspitzen und massieren Sie es sachte in die Haut ein.
Wirkung:
- Lindert den Schmerz
- Desinfiziert Wunden
- Beschleunigt den Heilungsprozeß.

TIP:
Packen Sie immer ein Fläschchen Teebaumöl ein, wenn Sie auf Reisen gehen – so haben Sie eine kleine Erste-Hilfe-Ausrüstung dabei.

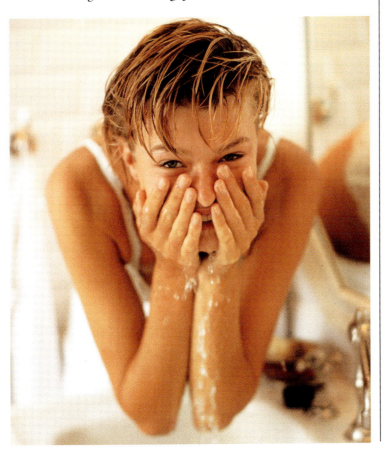

Die Gesichtslotion aus destilliertem Wasser und Teebaumöl reinigt und pflegt Ihre Gesichtshaut. Sie werden sehen, wie gut sie Ihrem Teint bei regelmäßiger Anwendung tut.

Aromatherapie

Geben Sie einige Tropfen Teebaumöl in eine Aromalampe, in den Luftbefeuchter Ihrer Heizung oder in ein Schälchen mit heißem Wasser.

Wirkung:
- Vertreibt im Sommer lästige Insekten, wie Fliegen, Mücken usw.
- Desinfiziert Krankenzimmer und trägt dazu bei, ansteckende Krankheiten zu vermeiden
- Gibt der Wohnung einen frischen Duft

Die Beduftung von Räumen schafft eine angenehme Stimmung. Aber sie hat auch noch viele andere gute Wirkungen.

Richtige Lagerung Ihres Teebaumöls

- Wie alle ätherischen Öle ist auch Teebaumöl licht- und luftempfindlich. Bewahren Sie es deshalb immer gut verschlossen in luftdichten und dunklen Behältern auf. Die Originalverpackung (meist ein braunes Fläschchen) ist dafür zweckmäßig.

- Bewahren Sie Teebaumöl nie in Plastikbehältern auf – das Öl könnte sie sonst zersetzen.

- Auch eine kühle Lagerung des Öls ist wichtig. Teebaumöl also nicht in der Nähe von Heizungen oder an Orten aufbewahren, wo es unter Sonnenbestrahlung ist.

- Wenn Sie diese Hinweise beachten, ist gewährleistet, daß sich die Wirkstoffgehalte des Teebaumöls nicht verändern und seine therapeutische Wirksamkeit erhalten bleibt.

- Da Teebaumöl, außer unter ärztlicher Kontrolle, nicht innerlich eingenommen werden sollte und außerdem beim Kontakt mit den Augen und mit den Schleimhäuten unter Umständen schmerzhafte Reizungen verursachen kann, ist es außerdem wichtig, das Öl außerhalb der Reichweite von Kindern aufzubewahren.

Teebaumöl für Ihre Gesundheit

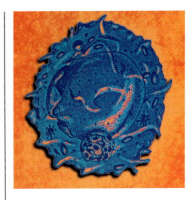

Die Immunzellen werden stimuliert.

Teebaumöl ist besonders wirksam bei:
- Hauterkrankungen, weil es nicht nur lindernd und desinfizierend wirkt, sondern bis in die unteren Hautschichten vorzudringen vermag
- Infektionen, weil es gegen Viren und Bakterien wirkt und außerdem den Schleim löst und vermehrtes Schwitzen auslösen kann – was besonders bei Erkältungskrankheiten wichtig ist.

Vorbeugende Anwendung

Teebaumöl kann auch vorbeugend zur Stärkung der körpereigenen Abwehrkräfte eingesetzt werden. Ist das Immunsystem gestört oder geschwächt – etwa durch Umwelteinflüsse oder Streß aller Art –, wird es anfälliger gegen Viren, Bakterien oder Pilze. Teebaumöl ist ein wertvolles Mittel, das den Körper beim Widerstand gegen Infektionen wirksam unterstützen kann:
- Es wirkt direkt auf die den Körper angreifenden Mikroorganismen ein.
- Es stimuliert und verbessert die Tätigkeit der betroffenen Körperzellen.
- Es verbessert das Immunsystem insgesamt.

Wer ist schon gerne krank? Schaffen Sie die körperlichen und die seelischen Bedingungen, damit Ihr Organismus gesund bleiben kann!

Auch vor chirurgischen Eingriffen oder bei langwierigen Erkrankungen ist Teebaumöl ein gutes Stärkungsmittel für den ganzen Organismus.

> **Teebaumöl zur Vorbeugung**
>
> - Geben Sie acht bis zehn Tropfen reines Teebaumöl ins warme Badewasser.
>
> - Massieren Sie einmal wöchentlich Ihren Körper mit einem Massageöl oder einer Mischung aus Oliven-, Mandel- oder Avocadoöl (aus der Apotheke), dem Sie reines Teebaumöl zugesetzt haben. Das Mischungsverhältnis sollte 20 Tropfen Teebaumöl auf 100 Milliliter Massageöl betragen.
>
> - Lassen Sie Teebaumöl in Ihren Wohnräumen verdunsten (Aromalampe, Luftbefeuchter oder einfach ein paar Tropfen Teebaumöl in ein Schälchen mit kochendem Wasser geben).

Infektionen

Fieber

Mit dem Fieber versucht der Körper, eine vorhandene Infektion zu bekämpfen. Daher ist es richtig, den Körper bei diesem Reinigungsprozeß zu unterstützen.

Eine erhöhte Körpertemperatur ist keine Krankheit, sondern die gesunde Antwort des Körpers auf Infektionen, denn sie beschleunigt den Stoffwechsel und stärkt die natürlichen Abwehrkräfte. Deshalb sollte man normalerweise dem Fieber »freien Lauf« lassen, es also nicht durch Tabletten unterdrücken. Ein paar Tage Bettruhe und gleichmäßige Wärme sind daher das einzig Richtige.

Wichtig ist unter allen Umständen, daß Sie Ihrem Körper die Ruhe und Zeit gewähren, die er braucht, um mit den Verursachern des Fiebers fertigzuwerden.

Mit Teebaumöl können Sie den Abwehr- und Heilungsprozeß unterstützen – einmal, weil es zu verstärktem Schwitzen führt (ein Prozeß, durch den das Fieber meistens von selbst gesenkt wird), zum anderen, weil es gegen Viren und Bakterien wirkt und ganz allgemein das Immunsystem stärkt und aktiviert.

HEILANWENDUNGEN GEGEN FIEBER

Vollbad
Geben Sie, je nach Alter des Patienten, drei bis zehn Tropfen reines Teebaumöl in das lauwarme Badewasser.

Waschungen
Falls der Patient für ein Bad zu geschwächt ist, den ganzen Körper mit einem Waschlappen abreiben. Den Lappen hierzu in lauwarmes Wasser, dem einige Tropfen reines Teebaumöl zugesetzt sind, tauchen.

Aromatherapie
Während der Dauer der Erkrankung – vor allem zu Beginn – Teebaumöl im Krankenzimmer verdunsten lassen (einige Tropfen in der Aromalampe oder in einer kleinen Schüssel mit heißem Wasser).

TIP:
Wer Fieber hat, braucht viel Flüssigkeit. Geben Sie daher dem Patienten reichlich Mineralwasser und Kräutertees – am besten aus Holunder- oder Lindenblüten – zu trinken.

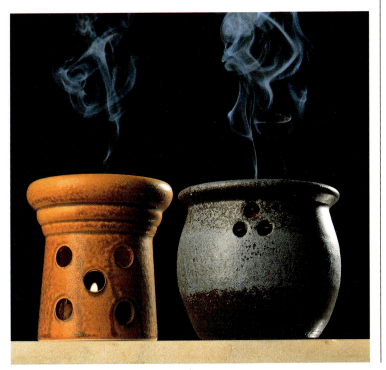

Einige Tropfen Teebaumöl, die in einer Duftlampe verdunsten, wirken bereits desinfizierend in der Luft. Daher sollten Duftlampen in keinem Krankenzimmer fehlen.

Geben Sie einige Tropfen reines Teebaumöl auf ein Taschentuch. Während des Tages mehrere Male das Tuch vor das Gesicht halten und tief einatmen.
Für die Nacht einige Tropfen Teebaumöl aufs Kissen geben.

Weitere Maßnahmen
Bei Fieber ist es wichtig, viel zu trinken (Mineralwasser, Kräutertees, Fruchtsäfte), damit der Körper entgiftet und eine Austrocknung verhindert wird.

Falls das Fieber sehr hoch ist und nicht sinkt, sondern eher ansteigt, sollte unbedingt ein Arzt gerufen werden.

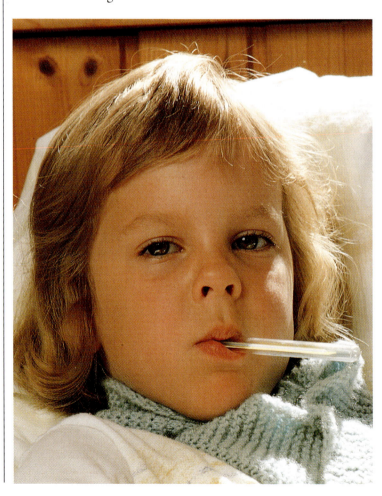

Gerade Kinder fiebern sehr schnell recht hoch. Messen Sie regelmäßig die Temperatur des Kindes, und machen Sie falls nötig Wadenwickel. Außerdem braucht Ihr Kind jetzt sehr viel Zuwendung.

Gerstenkorn

Diese entzündliche Anschwellung des Augenlidrandes ist nicht nur lästig und unangenehm, sondern mitunter auch recht schmerzhaft. Die Behandlung mit Teebaumöl kann hier lindernd wirken – allerdings darf das Öl nicht direkt auf die Haut um die Augen herum aufgetragen werden, denn da würde das Teebaumöl zu stark reizen.

WICHTIG:
Teebaumöl nie direkt auf die empfindliche Haut um die Augen bzw. in die Augen selbst bringen!

Dampfbad
Geben Sie fünf Tropfen Teebaumöl in eine Schüssel heißes Wasser. Nehmen Sie ein fünfminütiges Kopfdampfbad, dabei die Augen schließen, und wiederholen Sie diese Prozedur alle zwei Tage.

Masern

Masern sind eine durch Viren verursachte und sehr stark ansteckende Kinderkrankheit, die zur körperlichen und seelischen Entwicklung eines Kindes wichtig ist. Zu Komplikationen kommt es relativ selten. Wenn Masern im Erwachsenenalter auftreten, ist der Verlauf ungleich schwerer. Teebaumöl kann dazu beitragen, den Verlauf dieser Kinderkrankheit zu mildern.

Krankheiten markieren bei Kindern oft auch wichtige seelische Entwicklungsschritte. Wenn sie in solchen schwierigen Phasen liebevolle Sorge erfahren, kann daran auch ihre psychische Stärke wachsen.

Dampfbad
Regelmäßige Dampfbäder beruhigen den oft auftretenden Hustenreiz. Geben Sie dafür fünf Tropfen reines Teebaumöl in eine Schüssel mit dampfend heißem Wasser. Lassen Sie das kranke Kind fünf bis zehn Minuten, mit geschlossenen Augen über die Schüssel gebeugt, inhalieren.

Spülung
Bei Halsschmerzen fünf bis zehn Tropfen reines Teebaumöl in ein Glas warmes Wasser geben, gut durchrühren und mit

dieser Mischung gurgeln lassen. Wiederholen Sie diese Prozedur mindestens zweimal täglich.

Waschungen
Den Körper täglich ein- bis zweimal mit einem Waschlappen abreiben, der in lauwarmes Wasser mit einem Zusatz von einigen Tropfen Teebaumöl getaucht wurde.

Aromatherapie
Im Krankenzimmer Teebaumöl verdunsten lassen (Aromalampe oder einfach einige Tropfen Teebaumöl in eine kleine Schüssel mit kochend heißem Wasser geben).

Zusätzliche Maßnahmen
Bei sehr hohem Fieber Wadenwickel anlegen.

Windpocken

Windpocken sind eine sehr ansteckende, aber eher harmlose Kinderkrankheit mit Fieber und stark juckendem Bläschenausschlag.
Teebaumöl ist bei der Behandlung dieser Krankheit geradezu ein ideales Mittel, denn es wirkt schmerzlindernd und schweißtreibend, bekämpft die krankheitsauslösenden Viren und stimuliert das Immunsystem. Es beschleunigt den Heilungsprozeß, außerdem lindert es den Juckreiz und hilft so, das Kratzen zu vermeiden, das zu Narbenbildung an den aufgekratzten Hautstellen führen könnte.

Vollbad
Das Kind täglich ein- bis zweimal baden.

Aromatherapie
Während der Krankheitsdauer Teebaumöl im Krankenzimmer verdunsten lassen.

Um das unbewußte Aufkratzen der juckenden Windpockenbläschen zu verhindern, kann man dem Kind auch Handschuhe anziehen.

Erkältungskrankheiten

Durch Teebaumöl kann sowohl die Dauer als auch die Schwere einer Erkältung reduziert werden. Auch Folgeinfektionen, wie z.B. Bronchitis, Nebenhöhlen- und Ohrenentzündungen, können dadurch verhindert werden. Außerdem wirkt Teebaumöl auch gegen Viren und stärkt ganz allgemein das Immunsystem, wodurch viele Erkältungskrankheiten von vornherein verhindert werden können.

Vollbad

Nehmen Sie täglich ein heißes Bad, dem Sie acht bis zehn Tropfen reines Teebaumöl zugesetzt haben. Das wirkt als eine Art Inhalation und lindert gleichzeitig die Gliederschmerzen. Auch vorbeugend kann man zu Zeiten, in denen Erkältungskrankheiten grassieren, ein solches Bad nehmen. Danach gleich zu Bett gehen!
Falls Sie Fieber (kein hohes!) haben, empfiehlt sich ein solches Bad lauwarm. Auch danach gleich zu Bett gehen.

Grippezeit ist die Hochsaison für den Einsatz von Teebaumöl. Wenn die Viren überall lauern, ist Vorbeugung besonders wichtig.

Dosierungsanleitung für das Vollbad

BABYS
Dem Bad zwei Tropfen reines Teebaumöl sowie einen Tropfen Kamillenöl, das in der Menge von einem Teelöffel 50prozentigem Alkohol (aus der Apotheke) gelöst wurde, zusetzen.

KINDER
Dem Bad drei Tropfen reines Teebaumöl sowie zwei Tropfen Kamillenöl, das in der Menge von einem Teelöffel 50prozentigem Alkohol (aus der Apotheke) gelöst wurde, zusetzen.

ERWACHSENE
Dem Bad fünf Tropfen reines Teebaumöl sowie fünf Tropfen Kamillenöl, das in der Menge von einem Teelöffel 50prozentigem Alkohol (aus der Apotheke) gelöst wurde, zusetzen.

■ TEEBAUMÖL FÜR IHRE GESUNDHEIT

Baden Sie Ihr Baby mit dem Zusatz von Teebaumöl. Damit stärken Sie das noch recht schwache Immunsystem Ihres Babys, so daß es weniger anfällig für Krankheiten wird.

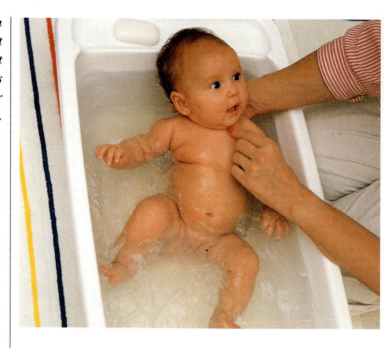

*TIP:
Sie können auch ein Inhalationsgerät, das Sie in jeder Apotheke erhalten, verwenden.*

Dampfbad
Geben Sie fünf Tropfen reines Teebaumöl in eine Schüssel mit kochend heißem Wasser, umhüllen Sie Kopf und Schüssel mit einem Handtuch und inhalieren Sie täglich einmal fünf bis zehn Minuten lang den heilsamen Dampf bei geschlossenen Augen.
Dieses Dampfbad wirkt ganz allgemein lindernd, hilft aber auch besonders gegen Hustenreiz, Schnupfen und verstopfte Nase.

Einreibung
Stellen Sie eine Mischung aus drei Tropfen Teebaumöl auf einen Teelöffel Oliven-, Mandel- oder Avocadoöl (aus der Apotheke) her und reiben Sie Brust, Rücken und Hals damit zweimal täglich ein.
Besonders wirksam gegen Husten ist die folgende Mischung: fünf Tropfen reines Teebaumöl und fünf Tropfen Majoranöl

(aus der Apotheke) mit einem Teelöffel Oliven-, Mandel- oder Avocadoöl (aus der Apotheke) vermischen und zweimal täglich Brust und Rücken damit einreiben.

Spülungen
Bei Halsschmerzen fünf bis zehn Tropfen reines Teebaumöl in ein Glas warmes Wasser geben, gut verrühren und mindestens zweimal täglich damit gurgeln.

Aromatherapie
Geben Sie einige Tropfen Teebaumöl auf ein Taschentuch und inhalieren Sie damit tagsüber mehrfach.
Nachts einige Tropfen Teebaumöl auf das Kopfkissen geben. Während der gesamten Krankheitsdauer einige Tropfen Teebaumöl im Krankenzimmer verdunsten lassen.

Halten Sie sich warm (warme Socken etc.), und schützen Sie vor allem Hals- und Nackenregion vor Zugluft und Kälte.

Hilfe bei Erkältung

VOLLBAD
Acht bis zehn Tropfen ins warme Bad; lindert Gliederschmerzen und wirkt entspannend

INHALATION
Fünf Tropfen in eine Schüssel dampfendes Wasser; macht die Atemwege frei

EINREIBUNG
a: Drei Tropfen auf einen Teelöffel reines Pflanzenöl; wirkt befreiend und entkrampfend auf Brust und Rücken
b: Fünf Tropfen und fünf Tropfen Majoranöl auf einen Teelöffel reines Pflanzenöl; entspannend und entkrampfend vor allem bei Husten

SPÜLUNG
Fünf bis zehn Tropfen in ein Glas Wasser, Gurgeln gegen Halsschmerzen

AROMATHERAPIE
Einige Tropfen in der Aromalampe bzw. einem Schälchen mit Wasser; macht Atemwege frei, befreit die Luft von Keimen

DIREKTE ANWENDUNG
Tropfen auf Stirn und Nase; macht Atemwege frei

Nebenhöhlenentzündung (Sinusitis)

Diese Erkrankung ist häufig eine Folge von Erkältungen, kann aber auch durch Allergien verursacht werden, besonders gegen Gluten (Eiweißbestandteil des Weizenmehls) und Kuhmilchprodukte.

Vollbad
Geben Sie acht bis zehn Tropfen reines Teebaumöl in das warme Badewasser.

Dampfbad
Geben Sie fünf Tropfen reines Teebaumöl in eine Schüssel mit kochend heißem Wasser. Inhalieren Sie fünf bis zehn Minuten mehrmals täglich bei geschlossenen Augen.
So wird die Nasenverstopfung gelindert und die Infektion bekämpft.

Direkte Anwendung
Verreiben Sie einige Male täglich ein bis zwei Tropfen reines Teebaumöl auf Stirn und Nase.

Aromatherapie
Lassen Sie einige Tropfen Teebaumöl in Ihrem Schlafzimmer verdunsten – entweder im Luftbefeuchter der Heizung, in einer Aromalampe oder einfach in einem Schälchen mit kochend heißem Wasser.
Geben Sie einige Tropfen reines Teebaumöl auf ein Taschentuch und inhalieren Sie den Duft mehrmals täglich.

Weitere Maßnahmen
Manche Lebensmittel können die Infektion verschlimmern (oder sogar hervorrufen). Testen Sie deshalb – durch Weglassen in Ihrem Speiseplan –, ob Sie überempfindlich sind gegen Kuhmilch und Weizenprodukte.

Probleme mit den Nebenhöhlen sind oft auch anlagebedingt. Wenn Sie eine starke oder länger andauernde Entzündung der Nebenhöhlen haben, sollten Sie zum Arzt gehen!

Wichtig

Nebenhöhlenentzündungen können Folgeinfektionen hervorrufen – vor allem Ohrenentzündungen und, in seltenen Fällen, Hirnhautentzündung. In Zweifelsfällen deshalb unbedingt den Arzt aufsuchen!

Hilfe bei verstopfter Nase

Einen Schnupfen oder Katarrh holt man sich leicht. Diese Erkrankung ist so ansteckend, daß es zu bestimmten Jahreszeiten, gerade wenn es kalt und feucht wird, sein kann, daß kaum noch jemand davon verschont bleibt.

Die Nase verstopft sich, wenn die Schleimhäute in ihrem Inneren entzündet sind. Man sollte diese Allerweltskrankheit nicht zu leicht nehmen, denn leicht kann sie übergreifen auf Nasennebenhöhlen, Ohren und Hals.

Auch hier sind Viren die Verursacher. Daher ist auch gegen den Katarrh das Teebaumöl vorzüglich einzusetzen, zur Bekämpfung der Viren, zur Heilung der Entzündung und zur Stärkung der Abwehrkräfte.

Bei trockener Luft trocknet auch die Nasenschleimhaut leicht aus. Dann haben die Viren ein leichtes Spiel, sich festzusetzen und Entzündungen hervorzurufen.

Dampfbad

Geben Sie drei bis vier Tropfen reines Teebaumöl in eine Schüssel mit kochend heißem Wasser und bedecken Sie Kopf und Schüssel mit einem Handtuch. Fünf bis zehn Minuten die Dämpfe tief einatmen, die Augen dabei (wegen der Gefahr zu starker Reizung) geschlossen halten. Sie können auch ein Inhalationsgerät verwenden.

Kompressen

Geben Sie einige Tropfen reines Teebaumöl auf ein heißes, feuchtes Taschentuch oder einen Waschlappen und legen Sie diese Kompresse fünf Minuten lang auf die Nase. Wiederholen Sie diese Anwendung mehrmals täglich, bis die Beschwerden abgeklungen sind.

Ohrenschmerzen

In den Ohren ist nicht nur unser Gehörsinn, sondern auch der hochsensible Gleichgewichtssinn. Auch er kann durch Entzündungen beeinträchtigt werden.

Haben Sie – vielleicht infolge einer Erkältung – Ohrenschmerzen, erwärmen Sie etwas Oliven-, Mandel- oder Avocadoöl (aus der Apotheke) zusammen mit drei bis vier Tropfen reinem Teebaumöl im Wasserbad (nicht kochen lassen!). Mit einer Pipette etwas körperwarmes Öl in das schmerzende Ohr träufeln und anschließend mit einem Wattebausch verschließen, damit keine Zugluft an das Ohr kommt.
Den Vorgang mehrmals täglich wiederholen.

Wichtig

Ohrenschmerzen können vielfältige Ursachen haben, denen der Fachmann nachgehen muß, um bleibende Schäden an dem empfindlichen Gehörorgan zu vermeiden. In Zweifelsfällen sollten Sie deshalb unbedingt zum Arzt gehen.

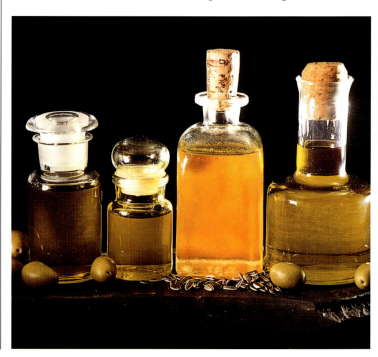

Die idealen Trägersubstanzen für Teebaumöl sind hochwertige Pflanzenöle, wie z.B. das beliebte Olivenöl. Achten Sie auf gute Qualität des Öls – auch bei der Verwendung als Heilmittel.

Hautentzündungen

Abszesse und Furunkel

Diese Hautentzündungen treten häufig auf, wenn der Körper ohnehin schon durch Krankheiten oder Streß geschwächt ist. Häufig leiden auch Menschen darunter, die hormonelle Umstellungen durchmachen – z. B. durch Pubertät, Schwangerschaft, Wechseljahre oder Einnahme von Hormonpräparaten.

Abszesse und Furunkel sollten nur dann (und zwar vom Arzt!) geöffnet werden, wenn alle anderen Heilmethoden versagen – durch einen unsachgemäßen Eingriff kann es leicht zu einer Ausbreitung der Infektion kommen. Die medizinische Forschung hat inzwischen die Wirksamkeit von Teebaumöl gerade bei Abszessen und Furunkeln bestätigt: Teebaumöl durchdringt die Haut, bekämpft die Infektion und löst den Eiterherd auf, ohne daß ein chirurgischer Eingriff notwendig ist. Dabei ist es in seiner Wirkung sehr sanft und schont – im Gegensatz zu vielen anderen antiseptischen Mitteln – das gesunde Gewebe.

Vollbad
Geben Sie acht bis zehn Tropfen reines Teebaumöl ins Badewasser.

Kompressen
Wringen Sie einen Waschlappen in warmem Wasser aus, beträufeln Sie diesen mit einigen Tropfen reinem Teebaumöl und legen Sie ihn auf die betroffene Stelle. Bis zum Abkühlen einwirken lassen.
Falls die Stelle sehr stark schmerzt, eine Mullbinde mit einigen Tropfen Teebaumöl tränken und die betroffene Stelle damit umwickeln. Etwa zwölf Stunden einwirken lassen.

Auf der Haut, der Außenhülle unseres Körpers, wird vieles sichtbar, was in seinem Inneren – organisch wie auch seelisch – stattfindet.

> **Maßnahmen gegen Abszesse und Furunkel**
>
> - Warten Sie nicht, bis ein Furunkel oder Abszeß aufbricht, beginnen Sie mit der Behandlung gleich beim Auftreten der Beschwerden.
> - Tragen Sie reines Teebaumöl mit einem Wattetupfer auf die betroffenen Stellen auf.
> - Wiederholen Sie diese Behandlung zwei- bis dreimal täglich.
> - Verzichten Sie weitgehend auf Alkohol, Kaffee und Nikotin.
> - Trinken Sie reichlich Mineralwasser und/oder Kräutertees.

Tun Sie bei Hautproblemen auch etwas für Ihr Allgemeinbefinden. Achten Sie besonders auf gesunde Ernährung und ausreichenden Schlaf!

Eine weitere Möglichkeit ist (besonders wenn Furunkel oder Abszesse bereits sehr angewachsen sind), eine warme Packung aufzulegen: Vermischen Sie Heilerde (aus der Apotheke) mit einigen Tropfen reinem Teebaumöl und tragen Sie diese Mischung auf die Stelle auf. Eine halbe Stunde einwirken lassen, dann mit warmem Wasser abspülen.

Bläschenausschlag (Herpes)

Es gibt verschiedene Arten des Bläschenausschlags, die allesamt von Viren verursacht werden:
- Fieberbläschen (treten meistens im Lippenbereich auf)
- Bläschenausschlag an den Geschlechtsorganen (genitaler Herpes)
- Gürtelrose.

Häufig stehen Bläschenausschläge bei Menschen in Zusammenhang mit:
- Übermüdung oder starkem Druck
- Anderen Infektionen (wie z. B. Grippe)
- Kräftiger Sonnenbestrahlung oder kalter Zugluft.

Der Bläschenausschlag ist infektiös, d. h., er kann sich nicht nur über den eigenen Körper ausbreiten, sondern auch einen anderen anstecken. Herpes reagiert nicht auf Antibiotika, sondern nur auf das sehr starke Antivirusmittel Aciclovir. Mit Teebaumöl sind seit Jahren gute Erfolge bei der Behandlung von Bläschenausschlag erzielt worden. Das Öl trocknet den Krankheitsherd aus und verhindert außerdem eine weitere Ausbreitung.

Lotion (gegen Fieberbläschen)
Mischen Sie sechs Tropfen reines Teebaumöl mit einem Teelöffel 50prozentigem Alkohol (aus der Apotheke) und tragen Sie die Mischung auf die betroffenen Stellen auf. Mehrmals täglich so lange wiederholen, bis die Symptome abgeklungen sind.

Direkte Anwendung (gegen Fieberbläschen)
Mit einem Wattestäbchen reines Teebaumöl auf die betroffenen Stellen auftupfen – das kann die Entwicklung der Fieberbläschen oft verhindern.

Vollbad (gegen genitalen Herpes)
Geben Sie acht bis zehn Tropfen reines Teebaumöl ins warme Badewasser.

Spülung (gegen genitalen Herpes)
Vermischen Sie bei den ersten Anzeichen einer Infektion 30 Tropfen reines Teebaumöl mit einem Liter warmem Wasser. Spülen Sie mit dieser Mischung den Genitalbereich. Dadurch wird der Juckreiz gelindert und die Infektion an einer weiteren Ausbreitung gehindert.

Lotion (gegen genitalen Herpes)
Vermischen Sie fünf Tropfen reines Teebaumöl mit einem Eßlöffel Oliven-, Mandel- oder Avocadoöl, und tragen Sie

---

TIP:
Die Wirkung ist um so besser, je eher Sie den Bläschenausschlag mit Teebaumöl behandeln.

Eine Ansteckung durch Bläschenausschlag ist schnell geschehen. Um ihn dagegen wieder völlig auszuheilen, brauchen Sie Geduld.

diese Mischung mehrmals täglich mit einem Wattebausch direkt auf die betroffenen Stellen auf.

Weitere Maßnahmen (bei genitalem Herpes)
Der Sexualpartner sollte sich der gleichen Behandlung unterziehen, um eine Wiederansteckung zu vermeiden.
Während der Behandlung möglichst eine Woche lang auf Sexualkontakte verzichten.

Wichtig
Falls Hautreizungen auftreten, sollte die Behandlung mit Teebaumöl sofort abgebrochen werden.

Wenn Sie Teebaumöl auf die Haut auftragen, ist eine zeitweilige Wärmeempfindung normal.

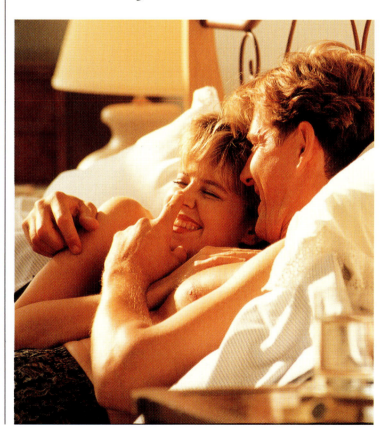

In einer gut funktionierenden Partnerschaft muß man offen über alles reden können. Auch über so unangenehme Dinge wie sexuell übertragbare Krankheiten.

Dermatitis (Hautentzündung)

Viele Hautentzündungen sind auf Überempfindlichkeit (Allergie) gegen bestimmte Stoffe zurückzuführen, z.B. gegen Kuhmilch- oder Weizenmehlprodukte und gegen bestimmte Reinigungsmittel, Kosmetika, Hausstaub, Wolle, Tierhaare usw. In vielen Fällen verschlimmern Streß und andere emotionale Faktoren die Krankheit oder lösen sie überhaupt erst aus. Die Behandlung mit Teebaumöl hat sich in zahlreichen klinischen Untersuchungen als sehr wirksam erwiesen.

Vollbad
Setzen Sie dem Badewasser acht bis zehn Tropfen reines Teebaumöl zu.

Lotion
Vermischen Sie einige Tropfen Teebaumöl mit der zehnfachen Menge Oliven-, Mandel- oder Avocadoöl (aus der Apotheke) und massieren Sie die betroffenen Hautstellen täglich damit ein.

Creme
Geben Sie einige Tropfen Teebaumöl unter Ihre Feuchtigkeitscreme und tragen Sie diese mehrmals täglich auf die betroffenen Stellen auf.

Fertigprodukte
Versuchen Sie, Teebaumölcreme und -seife zu bekommen.

Wichtig
Vor einer Behandlung sollten Sie unbedingt einen Hauttest machen, um festzustellen, ob Sie nicht eventuell auch gegen Teebaumöl allergisch sind. Träufeln Sie dazu einige Tropfen reines Teebaumöl auf Ihren Handrücken, verreiben Sie es

---

Um sich ein genaues Bild von einer aufgetretenen Hautentzündung machen zu können, sollten Sie einen Arzt aufsuchen.

> **Maßnahmen bei Hauterkrankungen**
>
> - Hygiene ist bei Hauterkrankungen äußerst wichtig, deshalb regelmäßig waschen und stets frische Tücher verwenden.
> - Den eigenen Pflegeprodukten können einige Tropfen Teebaumöl beigemischt werden.
> - Versuchen Sie, die Gründe für eine eventuelle Allergie herauszufinden (Tierhaare, Milch, Kosmetika usw.) und Stoffe, die eine Allergie auslösen könnten, möglichst zu meiden.
> - Versuchen Sie, Streß zu vermeiden. Dabei helfen Entspannungstechniken wie Yoga und autogenes Training.
> Für beides werden Kurse in den meisten Volkshochschulen angeboten.

und lassen Sie es eine Stunde lang einwirken. Kommt es zu einer Hautreizung, mit viel kühlem Wasser abspülen.

Krätze (Skabies)

Diese stark juckende Hautkrankheit wird durch die Krätzemilbe verursacht. Durch das Aufkratzen der Haut entstehen leicht Hauteiterungen oder Furunkulose. Krätze wird vor allem dann übertragen, wenn viele Menschen zusammen unter schlechten Wohnbedingungen leben müssen.

Wenn sich die Krätzemilben erst einmal in der Haut eingenistet haben, ist es nicht ganz einfach, sie wieder vollständig zu vertreiben.

Vollbad
Als Desinfektionsmaßnahme dem warmen Badewasser acht bis zehn Tropfen Teebaumöl zusetzen.

Creme
Die betroffenen Hautstellen sanft abwaschen und trocknen. Dann die Stellen mit einer Feuchtigkeitscreme behandeln, der einige Tropfen Teebaumöl zugesetzt sind (zwei bis drei

Tropfen auf einen Eßlöffel Creme). Die so aufbereitete Feuchtigkeitscreme zwei- bis dreimal täglich anwenden.

Weitere Maßnahmen
Hygiene ist sehr wichtig! Um eine Wiederansteckung zu vermeiden, Bettwäsche, Handtücher, Kleidungsstücke (besonders aus Wolle) in Wasser waschen, dem einige Tropfen Teebaumöl zugesetzt sind.

Warzen
Oft verschwinden Warzen – von selbst – so schnell, wie sie auftreten. Andererseits kann man sich nicht unbedingt darauf verlassen. Darüber hinaus sind manche Warzen recht lästig – z. B. an den Fußsohlen. Bevor Sie sich für die »härteren Maßnahmen« (z. B. chirurgischer Eingriff) entscheiden, versuchen Sie es mit Teebaumöl. Dieses ist auch im tieferliegenden Hautgewebe wirksam, so daß Sie damit das gewünschte Ergebnis – nämlich das Verschwinden der Warze – erzielen können.

Direkte Anwendung
Die Warze immer wieder mit einigen Tropfen reinem Teebaumöl einreiben. Nötigenfalls die Behandlung einige Wochen lang durchführen.

Schuppenflechte (Psoriasis)
Die roten Hautflecken der Schuppenflechte mit ihrer typischen silbrigen Hautschuppenschicht jucken meist nicht. Trotzdem bedeuten sie für die Betroffenen eine erhebliche Beeinträchtigung, zumal sie vor allem an gut sichtbaren Hautpartien auftreten.
Neueste Forschungen lassen vermuten, daß die Schuppenflechte durch eine Fehlfunktion der Hautenzyme verursacht

> **Die Krätze ist erst überwunden, wenn auch die letzte Milbe verschwunden ist. Sonst kann sich die Krankheit wieder neu verbreiten.**

Teebaumöl ist trotz seiner guten Wirkungen ein mildes Mittel und daher auch für längere Behandlungen geeignet.

wird. Oft sind auch Streß oder emotionale Probleme der Auslöser. Auch Lebensmittelallergien, Vitaminmangel und Umwelteinflüsse können zu diesem Problem beitragen. In vielen Fällen ist Teebaumöl ein wirksames Mittel, um die Symptome zu lindern.

Lotion
Mischen Sie 50 Milliliter Oliven-, Mandel- oder Avocadoöl (aus der Apotheke) mit 30 Tropfen reinem Teebaumöl. In einer dunklen Flasche aufbewahren und vor Gebrauch gut schütteln. Zweimal täglich auf die betroffenen Hautstellen auftragen.

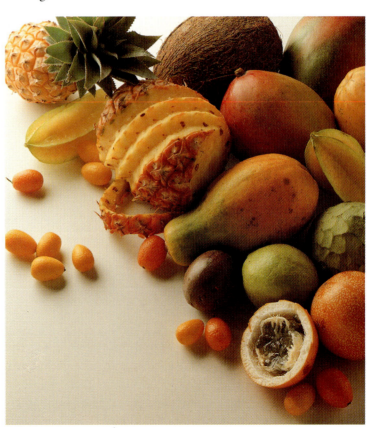

Essen Sie reichlich gesundes, vitaminreiches Obst. Greifen Sie auch mal zu exotischen Sorten wie Mango oder Papaya. So können Sie Ihr Immunsystem unterstützen, mit Krankheiten besser fertigzuwerden.

Wundliegen

Bei längerer Bettlägerigkeit kommt es häufig zum Wundliegen. Meistens ist die Rückenhaut betroffen, die empfindlich ist und sich häufig auch entzündet.

Massage
Vermischen Sie 100 Milliliter Oliven-, Mandel- oder Avocadoöl (aus der Apotheke) mit 30 Tropfen reinem Teebaumöl. In eine dunkle Flasche abfüllen und vor Gebrauch gut schütteln. Die betroffenen Stellen mehrmals täglich sanft mit dieser Mischung einmassieren. Die regelmäßige Massage mit dem Öl ist ebenfalls eine gute Vorbeugungsmaßnahme gegen das Wundliegen!

Erkrankungen des Unterleibs

Blasenentzündung

Blasenentzündungen entstehen durch Bakterieninfektion der Blase und werden begünstigt durch Unterkühlung. Bei Frauen kommt diese Erkrankung wesentlich häufiger vor als bei Männern – was eventuell auch modische Gründe haben kann.

Vollbad
Dem warmen Badewasser acht bis zehn Tropfen reines Teebaumöl zusetzen.

Lotion
Geben Sie zehn Tropfen reines Teebaumöl in einen halben Liter abgekochtes Wasser. Die Mischung in eine Flasche abfüllen und vor jeder Anwendung gut durchschütteln. Betupfen Sie nach jedem Wasserlassen den Harnausgang mit einem in diese Mischung getauchten Wattebausch.

> **Wenn Blasenentzündungen immer wiederkehren, muß ein Arzt nach der Ursache forschen. Manchmal kommt es vor, daß eine übermäßige psychische Belastung der Grund ist.**

Hilfe bei Blasenentzündung

- Trinken Sie viel – mindestens drei Liter täglich (Mineralwasser, Kräutertee, Obst- und Gemüsesäfte). Das entgiftet den Körper.
- Tragen Sie keine enganliegende Kleidung, keine Synthetikunterwäsche.
- Halten Sie den Unterleib warm, z. B. indem Sie eine Wärmflasche auflegen.

Warme Kleidung für den Unterleib – auch noch warme Wollsocken – ist zur Vorbeugung wichtig, aber auch, um eine Blasenentzündung zu kurieren.

Massage
Vermischen Sie Oliven-, Mandel- oder Avocadoöl (aus der Apotheke) mit Teebaumöl (Mischungsverhältnis: drei Tropfen reines Teebaumöl auf einen Teelöffel reines Pflanzenöl) und massieren Sie diese Mischung sanft in den unteren Bauch- und Rückenbereich ein.

Hämorrhoiden

Sitzbad
Nehmen Sie regelmäßig warme Sitzbäder, denen fünf Tropfen reines Teebaumöl beigefügt sind.

Direkte Anwendung
Einige Tropfen reines Teebaumöl sanft in den Analbereich einmassieren.

Bei Hämorrhoiden zu beachten

- Wichtig ist eine gute, geregelte Verdauung. Hier hat sich der Saft von Trockenpflaumen bewährt.
- Vermeiden Sie es, mit dem unteren Rückenbereich metallische und andere kalte Gegenstände zu berühren.
- Stete absolute Sauberkeit des Analbereichs schützt vor Entzündungen.

DAMIT SIE SICH IN IHRER HAUT WOHL FÜHLEN

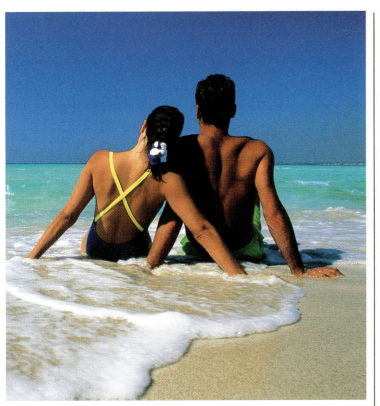

So schön ein Urlaub am Wasser ist – passen Sie auf, daß Sie sich keine Blasenentzündung holen! Wechseln Sie immer sofort nach dem Baden Ihre nassen Badesachen.

Fertigprodukte

Verwenden Sie, falls erhältlich, Teebaumcreme und Teebaumzäpfchen gegen Hämorrhoiden.

Soor, Candidainfektion

Dabei handelt es sich um eine ansteckende Erkrankung vor allem im Genitalbereich, die durch Hefepilze (Candida albicans) verursacht wird. Soor breitet sich in unserer Zeit immer mehr aus. Möglicherweise steht die Häufung der Fälle in Zusammenhang mit der zunehmenden Verordnung von Antibiotika und Kortikoiden (Hormonpräparate). Beide greifen tief in die Stoffwechselprozesse des Körpers ein und

Teebaumzäpfchen sind besonders für die inneren Hämorrhoiden sehr gut geeignet.

können das Immunsystem schwächen, welches sich dann der Hefepilze nicht mehr zu erwehren weiß. Außerdem leiden unter Soor vermehrt folgende Menschengruppen:
- Übergewichtige
- Säuglinge und Kleinkinder
- Zuckerkranke
- Frauen, deren Hormonhaushalt entweder durch eine Schwangerschaft oder durch die Einnahme der Pille aus dem Gleichgewicht geraten ist
- Menschen von allgemein geschwächter Konstitution.

Teebaumöl ist bei der Behandlung von Soor ideal, denn es wirkt stark fungizid (also pilzbekämpfend), ist aber so sanft, daß es die empfindliche Haut nicht angreift.

Vollbad
Nehmen Sie täglich ein Bad, dem Sie acht bis zehn Tropfen reines Teebaumöl zugesetzt haben. Dies wirkt auch als Vorbeugungsmaßnahme.

Sitzbad
Geben Sie acht bis zehn Tropfen reines Teebaumöl in eine Schüssel mit warmem Wasser und nehmen Sie fünf bis zehn Minuten lang ein Sitzbad.

Tampons (nur für Frauen)
Stellen Sie eine Mischung aus 100 Milliliter destilliertem Wasser (aus der Apotheke) und 20 Tropfen reinem Teebaumöl her. In eine Flasche abfüllen und vor Gebrauch gut schütteln. Tränken Sie in dieser Mischung ein Tampon und führen es in die Scheide ein. Alle zwölf Stunden erneuern.

Weitere Maßnahmen
Bei einer Soorinfektion sollte auch der Sexualpartner an der Behandlung teilnehmen, um eine Wiederansteckung zu vermeiden.

Soor steckt an! Sexualpartner sollten darum gemeinsam dagegen vorgehen und auf die Gefahr der gegenseitigen Wiederansteckung achten.

PILZINFEKTIONEN ERFOLGREICH BEKÄMPFEN

Wichtig
Obwohl es normal ist, bei der Anwendung von Teebaumöl ein Wärmegefühl auf der Haut zu verspüren, sollte die Behandlung abgebrochen werden, wenn es zu Hautreizungen kommt!

Bei Soor ist der Einsatz des natürlichen Teebaumöls besonders zu empfehlen.

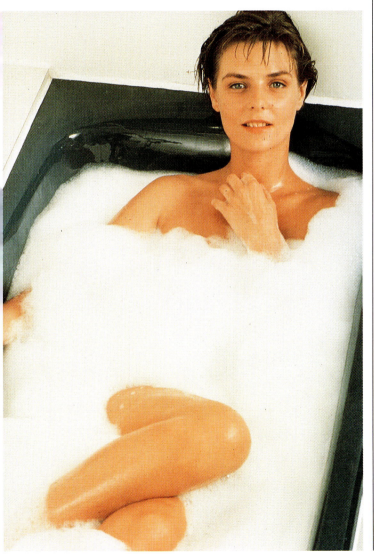

Ein Vollbad mit einigen Tropfen Teebaumöl wirkt nicht nur entspannend, sondern desinfiziert auch die Haut. Bakterien, Viren und Pilze werden abgetötet.

Hände und Füße

Hände und Füße sind die Teile unseres Körpers, die den direktesten Kontakt mit der Außenwelt haben: die Füße zum Boden, auf dem wir stehen, die Hände zu allem, was wir anfassen. Da ist es kein Wunder, daß sie öfter Unterstützung brauchen, um mit den schädlichen Stoffen fertigzuwerden, mit denen sie in Berührung kommen.

Nagelbettentzündung

Hierbei handelt es sich um eine Infektion an Fuß- und Fingernägeln durch Bakterien oder Pilze. Sie wird häufig durch den Kontakt mit scharfen Reinigungsmitteln begünstigt. Obwohl der Infektionsherd meist unter den Nägeln liegt, kann zur Behandlung Teebaumöl wegen seiner durchdringenden antibakteriellen und fungiziden (pilzbekämpfenden) Eigenschaften wirkungsvoll eingesetzt werden.

Nagelbad
Nehmen Sie täglich Nagelbäder in etwas angewärmtem Oliven-, Mandel- oder Avocadoöl (aus der Apotheke), dem Sie einige Tropfen Teebaumöl zugesetzt haben.

Direkte Anwendung
Dreimal täglich einige Tropfen reines Teebaumöl ins Nagelbett einmassieren. So lange wiederholen, bis die Infektion ausgeklungen ist.

Fußpilz

Oft holt man sich diese Erkrankung in Schwimmbädern oder Sporthallen. Fußpilz ist ansteckend – deshalb möglichst immer frische Handtücher verwenden! Klinische Untersuchungen haben gezeigt, daß Teebaumöl ein äußerst wirksames

---

In den Ritzen an den Fingernägeln und zwischen den Fußzehen kann sich besonders leicht ein Pilz ansiedeln. Auch hier schadet tägliche Vorbeugung nicht.

SANFT, ABER GRÜNDLICH GEGEN FUSSPILZ

Heilmittel gegen Fußpilz ist, da es stark fungizid (d. h. pilzabwehrend) wirkt.

Fußbad
Fünf bis zehn Tropfen reines Teebaumöl in eine Schüssel mit warmem Wasser geben und die Füße täglich fünf bis zehn Minuten darin baden.

Lotion
Vermischen Sie 20 Tropfen reines Teebaumöl mit 100 Milliliter 50prozentigem Alkohol (aus der Apotheke) und betupfen Sie die betroffenen Stellen zweimal täglich mit dieser Mischung.

Direkte Anwendung
Nach einem Fußbad die Füße gründlich abtrocknen, dann einige Tropfen reines Teebaumöl in die betroffenen Stellen einmassieren. Zwei- bis dreimal täglich wiederholen, bis Heilung eintritt.

> Mit den Teebaumölanwendungen an den Füßen lassen sich mehrere Pflegeeffekte zugleich erzielen. Sie sind auch ohne akute Beschwerden eine Wohltat.

Zur Vorbeugung gegen Fußpilz

- Dem Badewasser acht bis zehn Tropfen reines Teebaumöl beimischen.
- Die Füße sollten »atmen« können. Deshalb soviel wie möglich barfuß gehen und keine Synthetikstrümpfe tragen.
- Im Schwimmbad unbedingt immer die desinfizierende Fußdusche benutzen.
- Die Füße nach jedem Waschen gründlich abtrocknen – besonders zwischen den Zehen. (Pilze entwickeln sich besonders gut in einem feuchtwarmen Klima, wie es gerade an diesen Körperstellen zu finden ist.)
- Die Füße eventuell mit Talkum oder einem speziellen Fußpuder behandeln.

Frostbeulen

Frostbeulen sind meistens das Ergebnis von Kälte oder schlechter Durchblutung. Auch Vitamin- und Mineralstoffmangel können zu diesem Problem beitragen.

Massage
Stellen Sie ein Massageöl aus Oliven-, Mandel- oder Avocadoöl (aus der Apotheke) und reinem Teebaumöl her (Mischungsverhältnis: zwei Tropfen Teebaumöl auf einen Teelöffel Öl). Massieren Sie damit täglich Ihre Füße – dadurch wird die Durchblutung der betroffenen Stellen stimuliert.

Direkte Anwendung
Tragen Sie einige Tropfen Teebaumöl vorsichtig auf die Frostbeulen auf.

Hühneraugen

Hühneraugen entstehen meist dort, wo uns ein Schuh drückt, und weil sie schmerzhaft sind, meiden wir diese Schuhe dann ganz von selbst.
Klinische Untersuchungen haben gezeigt, daß Teebaumöl auch besonders wirksam gegen Hühneraugen ist. Die Behandlung kann sich allerdings über einige Wochen hinziehen, bis sich Ergebnisse zeigen.

> Leiden Sie immer wieder unter Hühneraugen? Überprüfen Sie doch mal Ihre Schuhe: Sind sie vorne recht eng bzw. spitz zulaufend? Es wäre dann sinnvoll, sich von diesen Schuhen zu trennen und sich lieber bequeme Schuhe zuzulegen.

Fußbad
Geben Sie fünf Tropfen reines Teebaumöl in eine Schüssel mit warmem Wasser und baden Sie darin zehn Minuten lang Ihre Füße. Täglich wiederholen.

Direkte Anwendung
Tragen Sie täglich einmal einige Tropfen reines Teebaumöl auf das Hühnerauge auf.

PFLEGEN SIE IHRE BEINE SCHÖN

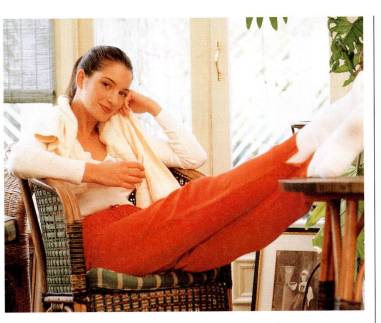

Leiden Sie öfter unter geschwollenen Beinen, die stark spannen, oder haben Sie Krampfadern? Dann legen Sie mehrmals am Tag Ihre Beine hoch, damit das gestaute Blut wieder abfließen kann.

Krampfadern

Geschwollene, sichtbar hervortretende Venen sind, besonders an den Beinen, eine Erscheinung, die sehr viele Menschen kennen. Wenn keine weiteren Beschwerden damit verbunden sind, kann man sie weitgehend als kosmetisches Problem betrachten. Bewegungsmangel, sitzende oder stehende Tätigkeiten und auch Ernährung mit zu wenigen Ballaststoffen werden als Ursachen aufgeführt. Frauen leiden darunter häufiger als Männer, und die Gefahr, daß Krampfadern auftreten, wird mit zunehmendem Alter größer.
Manche Menschen sind für Krampfadern besonders anfällig, was sich z. B. bei schwangeren Frauen nachhaltig auswirken kann. Folgen der Venenschwäche können auch eine Venenentzündung (Phlebitis) oder ein offenes Bein (Unterschenkelgeschwür) sein, das nur sehr langsam abheilt. Eine Behandlung mit Teebaumöl kann hier sehr hilfreich sein, denn das Öl hält die Haut feucht und elastisch.

Krampfadern verunzieren nicht nur schöne Beine. Sie sind auch ein Zeichen dafür, daß Sie sich mehr um Ihren Körper kümmern sollen.

Waschungen

Waschen Sie die betroffenen Hautstellen sachte mit abgekochtem oder destilliertem Wasser (aus der Apotheke), dem Sie einige Tropfen Teebaumöl zugesetzt haben.

Creme

Die betroffenen Stellen täglich mit einer zehnprozentigen Teebaumölcreme einreiben (Das Mischungsverhältnis sollte etwa 20 Tropfen Teebaumöl auf einen Eßlöffel Feuchtigkeitscreme betragen).

Kompresse

Decken Sie die betroffenen Hautstellen mit einer Mullkompresse ab, die Sie in einer Mischung von drei Teilen Olivenöl (aus der Apotheke) und einem Teil reinem Teebaumöl getränkt haben. Die Kompresse einige Stunden lang (oder über Nacht) liegen lassen, damit sich die heilende Wirkung des ätherischen Öls langsam bis in die Tiefe der Gliedmaßen ausbreiten kann.

> **Viel Bewegung, Schlaf und richtige Ernährung sind wichtig, wenn es zu Krampfadern gar nicht erst kommen soll.**

Vorbeugende Maßnahmen

- Setzen Sie dem warmen Badewasser acht bis zehn Tropfen reines Teebaumöl zu.

- Tragen Sie täglich ein Massageöl auf, das Sie aus 100 Millilitern Oliven-, Mandel- oder Avocadoöl (aus der Apotheke) und 100 Tropfen Teebaumöl herstellen. Das Öl in einer dunklen Flasche aufbewahren und vor Gebrauch gut schütteln.

- Nehmen Sie an einem Kurs speziell für Venengymnastik teil – sicherlich gibt es einen in Ihrer Nähe.

- Altbekanntes Mittel: Beine öfters mal hochlegen, damit das Blut leichter zum Herzen zurückfließen kann.

Gelenke und Muskeln

Rheumatismus

Reißende Schmerzen in Gelenken und Muskeln, rote, geschwollene Gelenke, Rückenschmerzen, steife Knie und viele andere Beschwerden können auf eine rheumatische Erkrankung hinweisen. Um bei einer solchen Krankheit eine genauere Diagnose zu stellen und herauszufinden, welche Mittel am besten geeignet sind, sollten Sie sich von einem Arzt beraten lassen.
Wegen seiner analgetischen (schmerzlindernden) Eigenschaften ist Teebaumöl ein wirksames Mittel gegen Rheumatismus. Darüber hinaus verbessert das Öl die Blutzirkulation und die Beweglichkeit.

Vollbad
Eine sofortige Schmerzlinderung bringt oft ein warmes Vollbad. Geben Sie dafür acht bis zehn Tropfen reines Teebaumöl in das warme Badewasser.

Massage
Massage regt den Kreislauf an und unterstützt die Ausschwemmung der schmerzverursachenden Giftstoffe. Vermischen Sie 30 Tropfen reines Teebaumöl mit 50 Millilitern Oliven-, Mandel- oder Avocadoöl (aus der Apotheke). Die Mischung in eine dunkle Flasche abfüllen und zweimal täglich die schmerzenden Stellen damit massieren.

Weitere Maßnahmen
Da Rheumatismus durch die Akkumulation von Giftstoffen im Organismus verschlimmert wird, sollten Sie über eine Ernährungsumstellung nachdenken. Das bedeutet:
- Möglichst wenig tierisches Eiweiß (Fleisch, Eier usw.)
- Viel Rohkost (Obst und Gemüse).

> **Rheumatische Erkrankungen können sich auf ganz verschiedene Weise zeigen, meistens durch starke Schmerzen.**

Arthritis (Gelenkentzündung)

Die rheumatisch bedingte Arthritis kann im Grunde alle Altersgruppen betreffen. Die Osteoarthritis, die überwiegend die Knochen betrifft, kommt dagegen hauptsächlich bei älteren Menschen vor. Ursachen sind häufig Streß, emotionale Konflikte, Bewegungsmangel und eine unausgewogene Ernährung.
Gegen die auftretenden Schmerzen hilft Teebaumöl besonders gut, da es durch die Haut in die tieferliegenden Gewebe eindringt und außerdem analgetisch, also schmerzlindernd wirkt.

Vollbad
Geben Sie acht bis zehn Tropfen reines Teebaumöl in das warme Badewasser.

Massage
Vermischen Sie 50 Milliliter Oliven-, Mandel- oder Avocadoöl (aus der Apotheke) mit 30 Tropfen reinem Teebaumöl. Zweimal täglich die schmerzenden Stellen mit dieser Mischung einmassieren.

Kompressen
Um die Entzündung zu lindern, wenden Sie eine kalte Kompresse an. Wringen Sie dazu ein Gästehandtuch oder einen Waschlappen nach dem Eintauchen in kaltes Wasser aus. Dann mit einigen Tropfen Teebaumöl beträufeln und auf die schmerzende Stelle legen.
Eine noch wirksamere Anwendung können Sie erzielen, wenn Sie Heilerde (aus der Apotheke) mit Wasser anrühren, dem Sie einige Tropfen Teebaumöl beigefügt haben. Tragen Sie die entstandene Masse auf die schmerzenden Stellen auf und lassen Sie diese Kompresse mindestens eine halbe Stunde lang einwirken. Dann abwaschen.

Arthritis sollte ärztlich behandelt werden. Teebaumöl kann aber ergänzend sehr gute Dienste leisten.

Arthritis erfolgreich bekämpfen

- Bei psychisch bedingter Arthritis helfen oft Entspannungsübungen wie Yoga oder autogenes Training (fast alle Volkshochschulen bieten entsprechende Kurse an).

- In schwerwiegenden Fällen sollten Sie das Gespräch mit einem Psychotherapeuten suchen.

- Sehr wichtig ist eine Ernährungsumstellung: Oft wird diese Erkrankung durch einen zu hohen Anteil an tierischem Eiweiß hervorgerufen. Verzichten Sie deshalb weitestgehend auf Fleisch und Eier und verwenden Sie statt dessen Vollkornprodukte und viel frisches Obst und Gemüse in Ihrer Küche.

Muskelschmerzen

Muskelschmerzen entstehen nicht nur durch körperliche Beanspruchung, wie z. B. Sport, schwere körperliche Arbeit und ständige sitzende Tätigkeit am Schreibtisch oder am Computer. Sie können auch durch psychologischen Streß hervorgerufen werden – dann treten sie besonders im Nacken- und Schulterbereich auf. In beiden Fällen kann Teebaumöl hilfreich sein, da es über analgetische, d. h. schmerzlindernde Eigenschaften verfügt.

Massage

Vermischen Sie Oliven-, Mandel- oder Avocadoöl (aus der Apotheke) mit Teebaumöl (Mischungsverhältnis: etwa neun Tropfen Teebaumöl auf einen Eßlöffel Pflanzenöl) und massieren Sie die schmerzenden Stellen sanft damit ein.

Wenn die Muskeln sehr angespannt und verhärtet sind, können Sie die schmerzenden Stellen auch mit reinem Teebaumöl massieren.

Der aktivierende Reiz der Massage und die Tiefenwirkung des Teebaumöls ergänzen sich in idealer Weise.

> Bei psychisch bedingten Verspannungen helfen oft Entspannungsübungen. In schwerwiegenden Fällen sollten Sie das Gespräch mit einem Psychotherapeuten suchen.

Vollbad
Ein heißes Bad, dem acht bis zehn Tropfen reines Teebaumöl zugesetzt sind, ist ein einfacher und wirksamer Weg, um die Muskeln zu entspannen und eine sofortige Schmerzlinderung zu bewirken.

Kompressen
Besonders wirksam sind auch heiße Kompressen, die auf die schmerzenden Stellen aufgelegt werden: Wringen Sie ein Gästehandtuch oder einen Waschlappen nach dem Eintauchen in heißes Wasser aus, träufeln Sie einige Tropfen Teebaumöl darauf und lassen Sie die Kompresse bis zum Abkühlen auf den schmerzenden Stellen liegen.

Vorbeugung
Reiben Sie vor und unmittelbar nach körperlichen Anstrengungen die Muskeln mit einigen Tropfen reinem Teebaumöl ein.

> *Wer schöne Zähne haben will, muß sie regelmäßig pflegen und vom Zahnarzt kontrollieren lassen, so daß es gar nicht erst zu Zahnfleischentzündungen oder Karies kommt.*

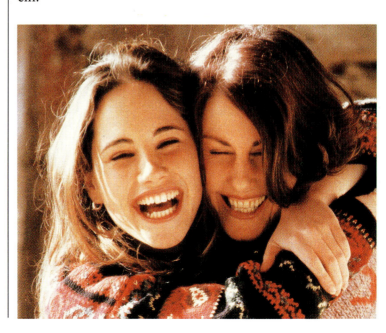

Probleme mit den Zähnen

Auch wenn Sie die Instrumente des Zahnarztes gar nicht lieben, sollten Sie den Zahnarzt regelmäßig aufsuchen. Denn Schäden an den Zähnen kann nur er zuverlässig beheben, und je früher die Schäden erkannt werden, desto besser lassen sie sich in Grenzen halten.
Doch manchmal ist einfach eine schnelle Erste Hilfe erforderlich, z. B. bei entzündetem Zahnfleisch oder überraschenden Zahnschmerzen. Hier haben sich Anwendungen mit Teebaumöl gut bewährt.

Zahnfleischentzündung

Wenn das Zahnfleisch durch äußere Einflüsse (z. B. Zahnbelag, rauhe Stellen an den Zähnen) gereizt ist, gehen Sie auch gegen die Ursachen vor!

Spülung
Geben Sie drei bis fünf Tropfen reines Teebaumöl in ein Glas warmes Wasser und spülen Sie mehrmals täglich den Mund mit dieser Mischung.

Direkte Anwendung
Massieren Sie das geschwollene und entzündete Zahnfleisch mit einigen Tropfen reinem Teebaumöl.

Zahnschmerzen

Spülung
Geben Sie drei bis fünf Tropfen reines Teebaumöl in ein Glas warmes Wasser und spülen Sie mehrmals täglich den Mund mit dieser Mischung.
Tupfen Sie einige Tropfen reines Teebaumöl direkt auf den schmerzenden Zahn und dessen Umgebung auf.

Es empfiehlt sich, nicht nur in der Hausapotheke ein Fläschchen Teebaumöl zu haben, sondern auch in der Reiseapotheke – für alle Eventualitäten!

Erste Hilfe mit Teebaumöl

Die ersten weißen Siedler in Australien befanden sich meistens außer Reichweite eines Arztes – in vielen Gebieten Australiens ist dies heute noch der Fall –, und so griffen sie auf die bewährten Mittel der Ureinwohner zurück. Zur Ersten Hilfe gehörte dabei vor allem das Teebaumöl. Es desinfiziert, lindert Schmerzen und hat so gut wie keine Nebenwirkungen.

Die Heilung kleiner Beschwerden, die im Grunde von selber vor sich geht, kann man mit Teebaumöl sanft unterstützen.

Muskelkater

Teebaumöl dringt auch in die tieferen Hautschichten vor und kann deshalb sehr gut dazu beitragen, verspannte Muskeln zu entspannen.

Vollbad
Geben Sie acht bis zehn Tropfen reines Teebaumöl ins warme Badewasser.

Massage
Vermischen Sie 100 Milliliter Oliven-, Mandel- oder Avocadoöl (aus der Apotheke) mit 20 Tropfen reinem Teebaumöl. In eine dunkle Flasche abfüllen, vor Gebrauch schütteln. Nach Bedarf in die schmerzenden Muskeln einmassieren.

Direkte Anwendung
Bei starken Beschwerden massieren Sie einige Tropfen reines Teebaumöl in die schmerzenden Muskelpartien ein.

Prellungen und Quetschungen

Teebaumöl kann Entzündungen reduzieren und das Zellgewebe heilen. Deshalb ist es besonders gut geeignet zur Behandlung von Quetschungen, Prellungen usw.

WENN SIE ZUVIEL SONNE ABBEKOMMEN HABEN

Direkte Anwendung

Wringen Sie einen Waschlappen oder ein Gästehandtuch nach dem Eintauchen in kaltes Wasser aus und legen Sie die Kompresse auf die betroffene Stelle auf. Danach einige Tropfen reines Teebaumöl auftupfen.

Sonnenbrand

In warmen Klimazonen sollte man immer ein Fläschchen Teebaumöl in der Reiseapotheke haben – nicht zuletzt, weil dieses sehr wirksam gegen Sonnenbrand ist. Wenn es rechtzeitig aufgetragen wird, kann es sofortige Erleichterung der Schmerzen bringen und Rötungen und Blasenbildungen verhindern. Diese Behandlung so oft wie nötig wiederholen.

Mit einem schweren Sonnenbrand sollten Sie sich so schnell wie möglich von einem Arzt behandeln lassen!

Sofortmaßnahmen bei Sonnenbrand

VOLLBAD
Linderung bringt oft schon ein lauwarmes Bad, dem acht bis zehn Tropfen Teebaumöl zugesetzt wurden.

LOTION
Vermischen Sie 100 Milliliter Oliven, Mandel- oder Avocadoöl (aus der Apotheke) mit 20 Tropfen reinem Teebaumöl. In eine dunkle Flasche abfüllen und vor Gebrauch gut schütteln. Mehrmals täglich diese Mischung auf die betroffenen Hautstellen auftragen.
Oder: Vermischen Sie destilliertes Wasser (aus der Apotheke) mit Teebaumöl (Mischungsverhältnis: zwölf Tropfen Teebaumöl auf einen Eßlöffel destilliertes Wasser) und tragen Sie diese Mischung auf die betroffenen Stellen auf. Wiederholen Sie diese Behandlung mehrmals täglich, bis Besserung eintritt.

DIREKTE ANWENDUNG
Bei schweren Verbrennungen tragen Sie einige Tropfen reines Teebaumöl direkt auf die betroffenen Stellen auf. Der Schmerz wird fast augenblicklich nachlassen, auch Blasenbildung auf der Haut wird verhindert.

Verbrennungen

Vor allem kleinere Brandwunden reagieren sehr gut auf die Behandlung mit Teebaumöl. Das Öl wirkt schmerzlindernd, verhindert Blasenbildung und beschleunigt den Heilungsprozeß. Auch kleinere Verbrennungen können sehr schmerzhaft sein.

Unabhängig von ihrer Größe kann es leicht zu einer Folgeinfektion kommen. Teebaumöl mildert das von Verbrennungen hervorgerufene Brennen, Ziehen und Pochen in der Wunde.

Direkte Anwendung

Die betroffenen Stellen sofort fünf bis zehn Minuten lang unter fließendes kaltes Wasser halten oder in kaltes Wasser tauchen. Dadurch kann die Entstehung von Brandblasen und eine Entzündung der Haut in den meisten Fällen schon verhindert werden.

Nach dem Trocknen einige Tropfen reines Teebaumöl auf die Brandwunde auftragen. Diese Behandlung dreimal täglich wiederholen, bis die Haut heilt.

Weitere Maßnahmen

Kleben Fetzen verbrannter Kleidungsstücke noch in der Haut, entfernen Sie diese bitte auf keinen Fall! Dadurch würde die Verletzung nur noch verschlimmert. Auch hier möglichst schnell einen Arzt zu Hilfe holen.

Geben Sie auch nicht gleich eine fettige Brandsalbe auf die verwundete Stelle.

Wichtig

Decken Sie Brandwunden nur mit sterilem Verband ab. Großflächige Verbrennungen – vor allem wenn sie durch Schockzustände begleitet sind – sollten sofort (not)ärztlich behandelt werden!

Schwere Verbrennungen müssen umgehend medizinisch versorgt werden!

Verstauchungen

Vollbad
Geben Sie acht bis zehn Tropfen reines Teebaumöl ins warme Badewasser. Ein solches Bad entspannt und lindert den ersten Schmerz.

Massage
Vermischen Sie einige Tropfen Teebaumöl mit der zehnfachen Menge Oliven-, Mandel- oder Avocadoöl (aus der Apotheke). Füllen Sie die Mischung in eine dunkle Flasche ab und schütteln Sie sie vor Gebrauch gut durch. Die schmerzenden Stellen mehrmals täglich sachte mit dieser Ölmischung massieren.

Wunden

Abschürfungen, Kratzer, Schnittwunden sprechen in den meisten Fällen sehr gut auf die Behandlung mit Teebaumöl an, da dieses nicht nur antiseptisch wirkt, sondern auch analgetisch (schmerzlindernd). Außerdem wirkt das Öl noch sehr sanft und heilend auf die verletzte Haut ein.

> Durch den sanften Hautreiz des unverdünnten Teebaumöls entsteht auch Wärme auf der Haut. Dieser Effekt trägt meist auch schon zur Heilung bei.

Wie Sie Wunden selbst behandeln können

WASCHUNG
Waschen Sie die offene verschmutzte Wunde mit lauwarmem Wasser aus, dem Sie einige Tropfen reines Teebaumöl zugesetzt haben.

VERBAND
Nach der Reinigung der Wunde einen Verband (Pflaster, Mullverband o. ä.) auflegen, auf den Sie einige Tropfen Teebaumöl geträufelt haben. Verband alle 24 Stunden wechseln.

DIREKTE ANWENDUNG
Mit einem Wattestäbchen oder mit den Fingerspitzen einige Tropfen reines Teebaumöl auf die gereinigte Wunde auftragen.

Besonders bei verschmutzten und eiternden Wunden ist Teebaumöl ein empfehlenswertes Erste-Hilfe-Mittel! Es ist bemerkenswert, daß gerade in diesen Fällen Teebaumöl noch besser zu wirken scheint als an der Hautoberfläche. Dies ist insofern ungewöhnlich, als viele handelsüblichen Antiseptika bei eiternden Wunden entweder ihre Wirksamkeit einbüßen oder sogar die Haut schädigen.

Teebaumöl in der Babypflege

Wegen seiner desinfizierenden und keimhemmenden Eigenschaften ist das Teebaumöl auch für die Babypflege hervorragend geeignet – vor allem, weil es auch sanft auf die empfindliche Kinderhaut wirkt.

Wichtig
- Verwenden Sie trotz der sanften Wirkung nie reines Teebaumöl für die Babypflege!
- Teebaumöl darf nie in Kontakt mit den Augen kommen – Vorsicht also beim Baden und Shampoonieren!

Babyhaut ist ganz besonders empfindlich. Dosieren Sie das Teebaumöl besonders vorsichtig, und beobachten Sie sorgfältig seine Verträglichkeit.

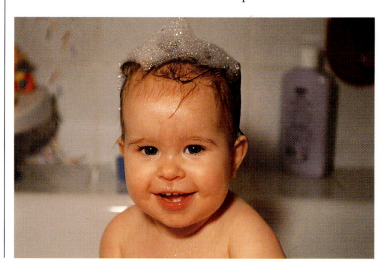

In der Babypflege – besonders der Kopfhaut – ist der Zusatz von Teebaumöl zum Babyshampoo gut geeignet.

Milchschorf

Diese Hauterkrankung tritt vorwiegend bei sehr jungen Babys (am häufigsten schon innerhalb der ersten drei Lebensmonate) auf und betrifft vor allem deren Kopfhaut. Dort bildet die Haut fettige Schuppen. Da dieser Ausschlag juckt und deshalb dem Baby (und Ihnen) viel Unruhe verursacht, sollten Sie sich um rasche Abhilfe bemühen, auch wenn er meist nach einiger Zeit von selbst wieder verschwindet.

Kopfwäsche
Erwärmen Sie fünf Tropfen Teebaumöl mit einem Teelöffel Olivenöl (aus der Apotheke) im Wasserbad. Massieren Sie die Mischung sanft in die Kopfhaut des Babys ein und lassen Sie sie fünf bis zehn Minuten lang einwirken. Danach mit Babyshampoo auswaschen. Anfangs täglich anwenden, danach nur alle paar Tage.

Wichtig
Achten Sie darauf, daß kein Teebaumöl und auch kein Spülwasser in die Augen des Babys gerät!

Windelausschlag

Mischen Sie die Babypflegecreme mit reinem Teebaumöl (Mischungsverhältnis: ein Tropfen Teebaumöl auf einen Teelöffel Creme) und tragen Sie diese Creme nach jedem Windelwechseln auf.

Einen erneuten Ausschlag können Sie vermeiden, wenn Sie dem Badewasser regelmäßig eine Mischung von Pflanzenöl (Olivenöl aus der Apotheke) und reinem Teebaumöl zusetzen (Mischungsverhältnis: für Babys unter 18 Monaten einen Tropfen Teebaumöl pro Teelöffel Olivenöl; für Kleinkinder über 18 Monate drei Tropfen Teebaumöl pro Teelöffel Olivenöl).

Milchschorf ist manchmal erstes Anzeichen einer Neurodermitis. Falls der Ausschlag nicht so schnell verschwindet, suchen Sie Rat bei einem Arzt!

Weitere Maßnahmen

Setzen Sie dem Waschwasser für Windeln, Kleidung und Handtücher einige Tropfen Teebaumöl zu, das wirkt desinfizierend auf die Wäsche.

*TIP:
Wenn Sie Mullwindeln verwenden, geben Sie zum Reinigen 5 Tropfen reines Teebaumöl pro Liter Wasser in die Einweichflüssigkeit. Gut durchrühren und die Windeln über Nacht einweichen lassen.*

Aromatherapie für das Baby

Um die Luft im Kinderzimmer zu erfrischen und zu desinfizieren, geben Sie einige Tropfen reines Teebaumöl in eine Aromalampe oder in den Luftbefeuchter der Heizung. Oder stellen Sie einfach – außer Reichweite des Kindes – ein Schälchen mit kochend heißem Wasser auf, dem Sie einige Tropfen Teebaumöl zugesetzt haben. Das ätherische Öl verbreitet dann seinen reinen Duft im Raum.

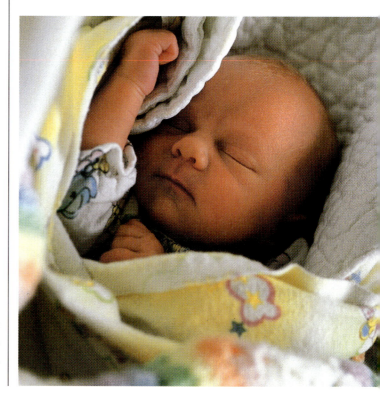

Um Ihrem Baby einen guten Schlaf zu sichern, können Sie eine Aromalampe mit Teebaumöl im Kinderzimmer aufstellen.

Aromatherapie

Die Aromatherapie ist eine uralte Heilform, die schon von Ärzten im alten Griechenland und Ägypten angewendet wurde. Heute wird dieses Heilverfahren – auf der Suche nach alternativer Medizin – neu entdeckt.
Düfte wirken einerseits sehr stark auf die Psyche des Menschen – anregend, entspannend, sogar gemütsaufhellend. Sie haben auch dann eine große Kraft, wenn sie kaum noch oder gar nicht mehr wahrgenommen werden. Dann sprechen sie direkt das Unterbewußtsein an.
Andererseits beeinflussen sie auch die Organe – etwa, indem sie bei Erkältungskrankheiten schleimlösend und hustenberuhigend wirken.

Teebaumöl in der Aromatherapie

Das Teebaumöl enthält ätherische (flüchtige) Düfte, die in der Aromatherapie wirken können. Deshalb ist dieses Öl so besonders geeignet, um bei Erkältungskrankheiten verdampft zu werden. Darüber hinaus wirkt es auch gegen Viren und Bakterien, ist also zur allgemeinen Desinfektion des Haushalts geeignet.
Der berühmte Aromatherapeut Robert Tisserand nannte das Teebaumöl das aufregendste »wiederentdeckte« ätherische Öl, das sich deshalb auch in den letzten Jahren einen bedeutenden Platz in der Therapie erobert habe.

Den Kopf frei machen

Teebaumöl wird bei Konzentrationsschwäche, Verwirrungen und Entscheidungsunfähigkeit eingesetzt. Teebaumöl soll das logische Denken und zielgerichtete Handeln des Menschen unterstützen. Es hat auch als Duft die klärende, reinigende Wirkung, ganz wörtlich, aber auch in einem übertragenen, geistigen Sinne.

Der verdampfende Duft ist ein ganz besonderer Sinnesgenuß. Auch noch in dieser verdünnten Form hat das Teebaumöl besondere Kräfte.

Wirkung des Duftes

VOLLBAD
Acht bis zehn Tropfen reines Teebaumöl ins warme Badewasser; eine halbe Stunde baden; heilsam und entspannend

INHALATION
Gesichtsdampfbad oder einige Tropfen reines Teebaumöl auf ein Taschentuch träufeln; hilft gegen Erkältungskrankheiten und sorgt für eine schöne, reine Haut (auch gut für die Psyche)

MASSAGE
Einige Tropfen mit reinem Pflanzenöl vermischen, einmassieren; dient der Muskelentspannung, Schmerzlinderung, Erfrischung

VERDUNSTUNG
Ein paar Tropfen reines Teebaumöl in den Luftbefeuchter Ihrer Heizung oder in eine Schale mit heißem Wasser (besonders geeignet für Krankenzimmer); die ätherischen Dämpfe sorgen für frischen und sauberen Geruch; außerdem wirken sie bakterien- und pilzabtötend.

Unterstützen Sie Ihre körperliche Ausstrahlung mit den reinen Kräften der Natur!

Schönheitspflege mit Teebaumöl

Teebaumöl ist ein wertvolles Hautpflegemittel, weil es einerseits antiseptische Eigenschaften hat, andererseits sehr mild auf die Haut wirkt. Deshalb kann es sowohl zur allgemeinen Hautpflege als auch zur Behandlung besonderer Hautprobleme verwendet werden.

Teebaumöl:
- Dringt nachweislich in die Hautzellen ein und kann sie regenerieren
- Hat eine schnellwirkende bakterizide Wirkung
- Hat bemerkenswerte reinigende Eigenschaften
- Ist fast pH-neutral, greift also den natürlichen Säureschutzmantel der Haut nicht an
- Reizt die Haut nicht
- Verletzt die Gewebezellen trotz seiner starken Wirksamkeit nicht
- Hat keine Nebenwirkungen
- Ist geeignet für alle Hauttypen, da es den Hautzustand normalisiert.

Verwendung in der Kosmetikindustrie

Zahlreiche französische und amerikanische – seit einiger Zeit auch deutsche – Hersteller verwenden das ätherische Öl des Teebaums als Bestandteil von Kosmetika und Körperpflegemitteln. Das Öl verleiht Seifen, Shampoos, Cremes usw. ein würziges Aroma. Vor allem aber wirkt es nachweislich hautpflegend, weil es auch in die tieferen Hautschichten einzudringen vermag. Darüber hinaus verfügt Teebaumöl über ungewöhnliche antiseptische Eigenschaften, die gegen Viren, Pilze und Bakterien wirksam sind. Schon ein Anteil von nur zwei Prozent Teebaumöl in einem Pflegemittel wirkt bakterienhemmend!

Mitesser, Pickel, Akne

Verschiedene klinische Untersuchungen haben nachgewiesen, daß Teebaumöl bei der Aknebehandlung besonders wirksam eingesetzt werden kann. Das Öl ist nicht nur ein kräftiges Antiseptikum, sondern es wirkt auch lindernd auf die betroffenen Stellen.
Darüber hinaus kann Teebaumöl – da es in die tieferen Hautschichten eindringt – auch Erkrankungsherde auflösen, die unter der Hautoberfläche liegen und die andernfalls nur sehr schwer ausheilen.

Stellen Sie sich konsequent auf die Behandlung Ihrer Hautprobleme ein.
- Reinigen Sie das Gesicht regelmäßig gründlich. Absolute Sauberkeit verhindert die Ausbreitung von Akne.
- Verwenden Sie zum Waschen eine unparfümierte, pH-neutrale Seife oder eine Teebaumölseife.
- Verzichten Sie auf fette Speisen und Süßigkeiten. Essen Sie statt dessen vermehrt Vollkornprodukte und frisches Obst und Gemüse.

Wie immer Sie Teebaumöl auch einsetzen – ob gegen Krankheiten, zur Schönheitspflege oder ausschließlich zur Aromatherapie –, immer wird auch der frische Duft seine Wirkung tun.

Hautunreinheiten sind in Zeiten hormoneller Umstellungen ganz normal. Aber Sie können etwas dagegen unternehmen!

Hartnäckige Hautunreinheiten beseitigen

SPÜLUNG
Geben Sie drei bis vier Tropfen Teebaumöl in warmes Wasser und waschen Sie nach der Gesichtsreinigung Ihr Gesicht damit.

DIREKTE ANWENDUNG
Tragen Sie nach der Gesichtsreinigung einige Tropfen reines Teebaumöl auf die betroffenen Stellen auf. Drei- bis viermal täglich wiederholen und diese Kur drei Tage lang durchführen.

GESICHTSWASSER
Vermischen Sie 100 Milliliter destilliertes Wasser (aus der Apotheke) mit 25 Tropfen reinem Teebaumöl. In eine dunkle Flasche abfüllen und vor Gebrauch gut schütteln. Das Gesicht und andere betroffene Stellen morgens und abends regelmäßig nach der Hautreinigung sanft mit dem Gesichtswasser einreiben.

CREME
Geben Sie einige Tropfen reines Teebaumöl in Ihre Gesichtscreme (Mischungsverhältnis: vier Tropfen reines Teebaumöl auf einen Teelöffel Creme).

DAMPFBAD
Nehmen Sie drei- bis viermal wöchentlich ein Gesichtsdampfbad, dem Sie drei bis fünf Tropfen Teebaumöl zugesetzt haben.

Gesicht

Gönnen Sie Ihrer Gesichtshaut täglich eine Erholung und regelmäßige Pflege!

Gesichtswasser

Vermischen Sie 15 Tropfen reines Teebaumöl, 15 Tropfen Lavendelöl und 25 Milliliter Hamameliswasser mit 75 Milliliter destilliertem Wasser (alles aus der Apotheke). In eine dunkle Flasche abfüllen und vor Gebrauch gut schütteln. Morgens und abends nach dem Waschen verwenden.

Feuchtigkeitsspendende Creme

Vermischen Sie Ihre Feuchtigkeitscreme mit reinem Teebaumöl (Mischungsverhältnis: drei Tropfen reines Teebaumöl auf einen Teelöffel Creme). Diese Creme ist ideal für Ihre tägliche Gesichtspflege.

Pflegepackung

Vermischen Sie Oliven-, Mandel- oder Avocadoöl (aus der Apotheke) mit reinem Teebaumöl (Mischungsverhältnis: drei Tropfen reines Teebaumöl auf einen Teelöffel Öl). Auf das gereinigte Gesicht auftragen und eine Viertelstunde lang einwirken lassen (am besten während des Vollbades – da ist die Haut durch die Wärmeentwicklung besonders aufnahmefähig). Danach überschüssiges Öl mit einem Papiertuch abtupfen.

Zähne

Teebaumöl ist dafür bekannt, daß es die Ausbreitung von Mikroorganismen hemmt, die z. B. auch Parodontose (den Zahnbettschwund) verursachen und damit für das Lockerwerden und schließlich für das Ausfallen von Zähnen verantwortlich sind.

Außerdem hat Teebaumöl einen frischen Duft und kann dadurch auch starken Mundgeruch bekämpfen.

Spülung

Geben Sie einige Tropfen reines Teebaumöl in ein Glas warmes Wasser und spülen Sie sich täglich mehrmals ausgiebig den Mund damit.

Zahnpflege

Verwenden Sie eine spezielle Teebaumölzahnpasta oder geben Sie zum Zähneputzen einige Tropfen reines Teebaumöl auf die Zahnbürste.

Es gibt auch schon eine Teebaumölzahnpasta, mit der sich das Teebaumöl im Mund besonders wirkungsvoll einsetzen läßt.

Haare

Teebaumöl ist ein ideales Mittel für die Haarpflege.
- Es hat antiseptische Eigenschaften.
- Es reguliert die Tätigkeit der Talgdrüsen (und ist damit gleichermaßen für trockenes und fettiges Haar geeignet).
- Es bekämpft Infektionen der Kopfhaut durch Bakterien- und Pilzbefall.
- Es macht das Haar allgemein gesünder und leichter frisierbar.
- Es hat einen angenehmen frischen Duft.

Haarwäsche

Verwenden Sie ein mildes, pH-neutrales Shampoo, das den schützenden Säuremantel des Haars nicht angreift. Geben Sie reines Teebaumöl dazu – etwa 20 bis 50 Tropfen auf 100 Milliliter Shampoo (je nach Haarlänge) oder zwei bis drei Tropfen Teebaumöl auf einen Teelöffel Shampoo. Wenn Sie Probleme mit Schuppen haben, etwas mehr Teebaumöl unter das Shampoo mischen.

Spülung
Geben Sie einige Tropfen reines Teebaumöl ins letzte Spülwasser nach dem Haarewaschen.

Haarpackung
Wärmen Sie 50 Milliliter Oliven-, Mandel- oder Avocadoöl (aus der Apotheke) zusammen mit 25 Tropfen Teebaumöl im Wasserbad an (nicht kochen lassen) und massieren Sie diese Mischung in die Kopfhaut ein. Das Haar mit einem angewärmten Handtuch umwickeln, mindestens eine Stunde lang einwirken lassen. Danach das Haar wie gewohnt waschen. Dabei ist es wichtig, das Shampoo vor dem Waschen aufzutragen – sonst bleibt das Haar durch das Öl fettig.

Wenn Sie Schuppen oder zu fettige Haare haben, ist Teebaumöl vielleicht genau das Mittel, das Ihr Haar braucht.

Massage

Zur allgemeinen Pflege der Kopfhaut und zur Anregung des Haarwuchses massieren Sie einige Tropfen reines Teebaumöl in die Kopfhaut ein.

Diese Kopfmassage wirkt auch normalisierend bei besonders trockenem und fettigem Haar.

Nägel

Mischen Sie 100 Milliliter Oliven-, Mandel- oder Avocadoöl (aus der Apotheke) mit 50 Tropfen reinem Teebaumöl. Füllen Sie diese Mischung in eine dunkle, dicht verschließbare Flasche ab. Schütteln Sie sie vor jedem Gebrauch wieder kräftig durch.

Falls Sie Ihre Nägel lackiert hatten, entfernen Sie den Nagellack, bürsten Sie die Nägel mit Seife und warmem Wasser. Danach gut abtrocknen.

Nun massieren Sie die Ölmischung in die Nägel und das Nagelbett ein. Einige Minuten lang einwirken lassen. Dann das überschüssige Öl mit einem Papiertuch entfernen.

Füße

Teebaumöl ist ein wirksames Desinfektionsmittel und Deodorant, das besonders wirksam gegen Schweißfüße hilft. Außerdem hat es einen angenehmen, frischen Duft.

Fußbad

Geben Sie fünf bis zehn Tropfen reines Teebaumöl in eine Schüssel mit warmem Wasser und baden Sie darin Ihre Füße.

Direkte Anwendung

Massieren Sie morgens einige Tropfen reines Teebaumöl in die Fußsohlen ein.

Wenn Sie sich zu Ihrem Teebaumöl noch Oliven-, Mandel- oder Avocadoöl aus der Apotheke besorgen, können Sie viele verschiedene Schönheitsmittel selbst herstellen.

Teebaumöl im Haushalt

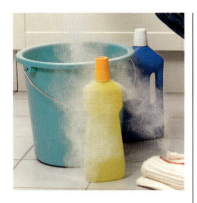

Auch im Haushalt ist Teebaumöl vielseitig verwendbar.

Insekten meiden das Teebaumöl. Auch gegen ihre Stiche ist es wirkungsvoll.

Guter Duft im Haus

In allen Haushalten treten die verschiedensten Viren und Keime auf, die in unserer Zeit zunehmend zu Allergien und anderen Erkrankungen führen können (z.B. durch Hausstaubmilben, Tierhaare usw.). Es ist sicherlich nicht erstrebenswert, einen keimfreien Haushalt zu führen, aber Teebaumöl kann dazu beitragen, Ihre häusliche Umgebung so gesund wie möglich zu gestalten, denn es wirkt desinfizierend, insektenabwehrend und hat darüber hinaus einen angenehmen, frischen Duft. Nicht ohne Grund wird das Öl in Australien häufig in Air-Conditioning-Anlagen verwendet, um die Verbreitung von Bakterien und Pilzen zu verhindern. Eine australische Firma berichtete, daß nach einem solchen Einsatz von Teebaumöl sogar eine deutliche Abnahme der Fehlzeiten aufgrund von Grippe- und Erkältungskrankheiten zu verzeichnen war. Eine andere Firma stellte fest, daß der Einsatz von Teebaumöl auch das Wachstum der Schimmelbeläge an den Wänden und Einrichtungsgegenständen sowie den muffigen Geruch vertrieb.

Praktische Tips

Einige Hersteller von Teebaumölprodukten bieten inzwischen auch eine ganze Palette von Haushaltsreinigungsmitteln auf der Basis dieses natürlichen Öls an – z.B. Wasch-

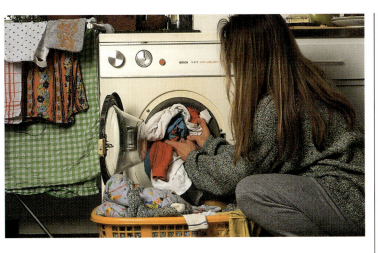

Selbst als Waschmittelzusatz für die Maschinenwäsche ist Teebaumöl geeignet. Es desinfiziert z. B. Windeln oder tötet Hausstaubmilben ab, die Allergien verursachen.

und Geschirrspülmittel. Diese sind nicht nur biologisch abbaubar, sondern auch wirksame antiseptische Mittel, einsetzbar ohne Beeinträchtigung der Gesundheit.

Haushaltsreiniger
Setzen Sie dem Wischwasser für Fußböden und alle anderen Flächen bis zu 50 Tropfen reines Teebaumöl pro Eimer Wasser zu. Vor Gebrauch gut verrühren.

Luftreiniger
Geben Sie einige Tropfen reines Teebaumöl in den Luftbefeuchter Ihrer Heizung, das macht die Luft rein und frisch.

Waschmittelzusatz
Bei Handwäsche bis zu 50 Tropfen reines Teebaumöl auf einen halben Liter warmes Wasser verwenden.
Bei Maschinenwäsche setzen Sie die gleiche Menge einem Flüssigwaschmittel zu, bevor Sie dieses in die Maschine geben. Beide Maßnahmen eignen sich hervorragend zur Desinfektion von Kleidungsstücken, Wäsche, Windeln usw. Außerdem werden dadurch die für viele allergische Reaktionen verantwortlichen Hausstaubmilben abgetötet.

TEEBAUMÖL IM HAUSHALT

Insekten und Ungeziefer können den Geruch von Teebaumöl nicht ausstehen. Daher ist das Öl ideal zur Abwehr z. B. von Mücken, Fliegen oder Ameisen.

Wirkungsvoll gegen Insektenstiche

VOLLBAD
Setzen Sie acht bis zehn Tropfen reines Teebaumöl dem warmen Badewasser zu.

LOTION
Wenn größere Hautflächen behandelt werden müssen, empfiehlt sich eine Lotion, die Sie aus Oliven-, Mandel- oder Avocadoöl (in der Apotheke erhältlich) und reinem Teebaumöl herstellen (Mischungsverhältnis: 50 Tropfen Teebaumöl auf 100 Milliliter Öl). In eine dunkle Flasche abfüllen und vor Gebrauch gut schütteln. Die betroffenen Hautstellen mehrmals täglich mit dieser Lotion einreiben.

DIREKTE ANWENDUNG
Tragen Sie einige Tropfen reines Teebaumöl ohne Druck auf die betroffenen Hautstellen auf. Alle vier Stunden (nötigenfalls öfter) wiederholen.

AROMATHERAPIE
Um lästige Insekten (Mücken, Fliegen usw.) dem Haus fernzuhalten, geben Sie einige Tropfen Teebaumöl in eine Aromalampe oder in ein Schälchen mit kochend heißem Wasser.

VORBEUGUNGS-MASSNAHMEN
Reiben Sie gefährdete (unbekleidete) Körperstellen dünn mit einigen Tropfen Teebaumöl ein. Nötigenfalls mehrmals täglich wiederholen. Für größere Hautflächen verwenden Sie am besten die oben genannte Lotion. Betupfen Sie auch Strümpfe, Schals usw. mit einigen Tropfen reinem Teebaumöl.

Insekten und Ungeziefer

Teebaumöl ist besonders gut geeignet für die Abwehr von Insekten und Ungeziefer. Nicht umsonst tränkten z. B. die Teebaumschnitter ihre Strümpfe mit Teebaumöl, wenn sie in den westaustralischen Sümpfen arbeiteten – dadurch konnten sie erfolgreich die dort zahlreich auftretenden Blutegel abwehren.

Mit Natur gegen die Insekten

Naturreiner Problemlöser

Wenn Sie mit Teebaumöl gegen die unerwünschten Tierchen vorgehen, bekämpfen Sie die Plagegeister mit einem sinnvollen Mittel: Für die Umwelt, die Sie schonen wollen, ist es ungiftig. Für Sie selbst ist der Duft, wie auch die direkte Anwendung, keineswegs belastend, sondern im Gegenteil angenehm und heilend. Sie können das Mittel anwenden, sooft und so umfassend Sie wollen, ohne Nebenwirkungen oder Schäden befürchten zu müssen. Es ist auch bequem in der Anwendung, und da ein kleines Fläschchen genügt, können Sie es überallhin mitnehmen. Denn gerade bei Stichen und Bissen ist es wichtig, schnell zu handeln. Je eher Sie das Mittel einsetzen, desto besser lassen sich Entzündungen verhindern.

- Teebaumöl wirkt durch seinen Duft abwehrend auf Insekten und Ungeziefer.
- Teebaumöl lindert den Schmerz nach Stichen und Bissen, desinfiziert die betroffenen Stellen und verhindert so Hautreizungen und Infektionen.

Insektenstiche

Gegen Insektenstiche wird Teebaumöl in Australien bereits seit langer Zeit verwendet. Es bringt schnelle Linderung bei Bissen von Moskitos, Sandfliegen, Flöhen und Bremsen sowie Mücken-, Wespen- und Bienenstichen. Außerdem wirkt es auch gegen manche Spinnenarten und sogar gegen die brennenden Hautreizungen von Quallen.

Direkt auf die betroffene Stelle aufgetragen, beruhigt Teebaumöl den Juckreiz, lindert den Schmerz und verhindert Infektionen, die durch Aufkratzen der juckenden Stelle entstehen können.
Aber Teebaumöl ist auch ein wirksames Mittel zur Insektenabwehr!

Machen Sie beim Baden im Meer einmal die unliebsame Bekanntschaft mit einer Feuerqualle, dann ist Teebaumöl die beste Erste Hilfe.

Läuse

Vor Läusen ist niemand sicher, Sie können von überall herbeikommen. Auch peinliche Sauberkeit kann oft nicht verhindern, daß man von ihnen befallen wird.
Teebaumöl bekämpft sehr wirksam die Läuse, aber leider nicht deren Eier. Deshalb muß es regelmäßig angewendet werden, bis entweder alle Läuse ausgeschlüpft oder auch die Nissen entfernt sind.

Shampoo

Verwenden Sie Teebaumölshampoo oder normales Shampoo, dem Sie reines Teebaumöl zugesetzt haben (zehn Tropfen Teebaumöl auf die sonst verwendete Menge Shampoo).
Zehn Minuten auf dem Kopf einwirken lassen.
Wichtig: Weder Shampoo noch Spülwasser sollten in die Augen geraten!

TIP:
Machen Sie eine Haarspülung. Setzen Sie dazu dem letzten Spülwasser einige Tropfen reines Teebaumöl zu.

Lotion

Vermischen Sie fünf Milliliter reines Teebaumöl mit 25 Milliliter 50prozentigem Alkohol und 25 Milliliter destilliertem Wasser (in der Apotheke erhältlich).
Massieren Sie die Lotion kräftig in die Kopfhaut ein und lassen Sie sie einige Stunden (am besten über Nacht) einwirken. Dann auswaschen und das Haar sorgfältig mit einem feinzinkigen Kamm oder einem speziellen Läusekamm (aus der Apotheke) durchkämmen.
Diese Behandlung alle drei Tage wiederholen, bis die Läuse beseitigt sind.

TIP:
Falls die Kopfhaut zu sehr gereizt ist, nehmen Sie statt Alkohol folgende Lotion: 50 ml reines Pflanzenöl mit 5 ml reinem Teebaumöl mischen. Die Behandlung wie bei der Lotion durchführen.

Weitere Maßnahmen

Weichen Sie Bürsten und Kämme sowie alles, was mit der befallenen Kopfhaut in Berührung kommt (Kissenbezüge, Kopftücher), in Wasser ein, dem Sie einige Tropfen reines Teebaumöl zugesetzt haben.

Zecken

Diese blutsaugenden Parasiten können gefährliche Krankheiten übertragen (u. a. Gehirnhautentzündung). Schützen Sie sich deshalb – vor allem im Wald und in bekannten Verbreitungsgebieten von Zecken –, indem Sie sich nicht mit unbedeckten Armen und Beinen im Freien aufhalten und möglichst auch eine Kopfbedeckung tragen.

Direkte Anwendung

Geben Sie einige Tropfen reines Teebaumöl auf die Zecke. Nach etwa 20 Minuten Einwirkungszeit die Zecke mit einer Pinzette vorsichtig herausdrehen. Danach die betroffene Hautstelle mit einigen Tropfen reinem Teebaumöl betupfen – das verhindert Hautreizungen durch den Zeckenbiß, lindert den Schmerz und desinfiziert zusätzlich. Diese Behandlung sollte sicherheitshalber eine Woche lang dreimal täglich wiederholt werden.

TIP:
Besonders Katzen können auf Teebaumöl recht empfindsam reagieren. Hier deshalb eine Ölmischung von zwei Teilen Teebaumöl und acht Teilen reinem Pflanzenöl verwenden.

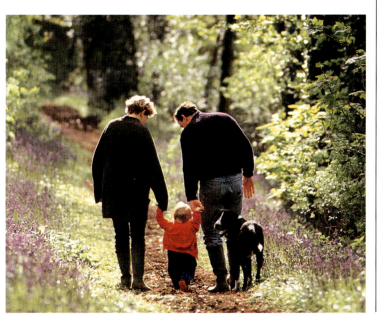

Die Zecken sitzen auf Ästen und Blättern und warten auf Nahrung. Wittern sie ein Opfer, lassen sie sich einfach darauf fallen und beißen sich fest.

■ TIERPFLEGE MIT TEEBAUMÖL

Tierpflege mit Teebaumöl

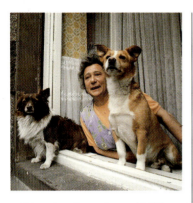

Haustiere brauchen viel Pflege.

Unsere Haustiere haben sehr feine, empfindliche Nasen. Weil sie ihren eigenen Geruch gewöhnt sind, ist ihnen die Behandlung mit Teebaumöl nicht immer angenehm.

In Tierarztpraxen in Australien und Amerika, aber auch in verschiedenen anderen Ländern wird Teebaumöl zunehmend verwendet, weil seine Inhaltsstoffe antiseptisch, ungezieferabwehrend und allgemein pflegend wirken. Besonders Hunde, Katzen und Pferde werden mit Teebaumöl oder Teebaumölpräparaten behandelt.

Wichtig
Verwenden Sie bei jungen und kleinen Tieren kein reines Teebaumöl, sondern mischen Sie dieses mit Oliven-, Mandel- oder Avocadoöl (aus der Apotheke).

Wirkungsvoll gegen Flöhe

Zu einer Teebaumölbehandlung sollten Sie Ihr Haustier allerdings möglichst ins Freie bringen, damit die Flöhe dort und nicht im Haus abspringen!

Shampoo
Verwenden Sie ein Tiershampoo, dem Sie einige Tropfen reines Teebaumöl beigemischt haben. Lassen Sie es einige Minuten einwirken, dann auswaschen. Wöchentlich wiederholen.

Abreibung
Zwischen den Wäschen das Fell mit einem feuchten Schwamm, auf den Sie – je nach Tiergröße – 10 bis 20 Tropfen reines Teebaumöl geträufelt haben, abreiben. Danach das Fell gründlich bürsten. Die Prozedur täglich wiederholen.

Hautausschläge bei Tieren

Direkte Anwendung
Geben Sie einige Tropfen reines Teebaumöl auf die betroffenen Stellen, und massieren Sie es sanft ein.

Lotion
Sind größere Hautpartien betroffen, mischen Sie Olivenöl (aus der Apotheke) mit reinem Teebaumöl (Mischungsverhältnis: je nach Tiergröße 10 bis 50 Tropfen Teebaumöl auf 100 Milliliter Olivenöl), und massieren Sie diese Mischung ins Fell ein.

Insektenstiche

Direkte Anwendung
Geben Sie einige Tropfen reines Teebaumöl auf die betroffene Stelle, und massieren Sie es sanft ein. Bei Bedarf mehrmals täglich wiederholen.

Vorbeugung
Mischen Sie 20 Tropfen reines Teebaumöl mit 100 Milliliter abgekochtem Wasser, und geben Sie die Mischung in eine Sprühflasche (wie sie z. B. zur Blumenpflege verwendet wird). Sprühen Sie damit das Tier ein, vor allem den Ohren-, Schwanz- und bei Pferden auch besonders den Mähnenbereich.

Läuse

Direkte Anwendung
Tragen Sie, je nach Tiergröße, 10 bis 20 Tropfen Teebaumöl auf das Fell auf, und verteilen Sie es. Bürsten Sie es dann gründlich in das Fell ein. Wiederholen Sie diese Anwendung so lange, bis die Läuseplage beseitigt ist.

Die natürlichen Wirkstoffe des Teebaumöls leisten bei den Tieren ebensolche Dienste wie bei den Menschen – auch hier ohne schädliche Nebenwirkung.

Ohrmilben

Diese lästigen Parasiten können bei Ihrem Haustier zu einem quälenden Juckreiz, aber auch zu langwierigen Entzündungen führen. Auch hier können Sie Teebaumöl erfolgreich einsetzen.

Direkte Anwendung
Tragen Sie vorsichtig mit einem Wattestäbchen einige Tropfen Teebaumöl im Ohrinneren auf.

Pferdebremsen

Gegen die lästigen Pferdebremsen, aber auch gegen Fliegen hilft die Anwendung von Teebaumöl.

Direkte Anwendung
Tragen Sie zur Vorbeugung einige Tropfen reines Teebaumöl um die Augenpartien, am Kopf und an gefährdeten Körperstellen auf.

Satteldruck und Hufentzündung bei Pferden

Direkte Anwendung
Geben Sie einige Tropfen reines Teebaumöl auf die wunden Stellen (bei einer Hufentzündung benötigen Sie etwa 20 bis 30 Tropfen, bei Satteldruck je nach Größe der Wunde).
Diese Behandlung hilft auch gegen Geschwülste: Tragen Sie täglich dreimal einige Tropfen Teebaumöl auf die betroffenen Stellen auf und massieren Sie sie sanft ein.

Wunden

Verletzungen und Schnittwunden können – sofern sie nicht zu groß sind – erfolgreich mit Teebaumöl behandelt werden. Bei größeren Wunden oder bei einer Verschlechterung des

---

Als Tierfreund können Sie viel für die Gesundheit Ihres Tieres tun. Doch wenn es ernsthaft krank ist, sollten Sie Rat vom Tierarzt holen!

Allgemeinbefindens des Tieres sollte man allerdings sofort einen Tierarzt zu Rate ziehen!

Direkte Anwendung
Geben Sie einige Tropfen reines Teebaumöl auf die betroffene Stelle und massieren Sie das Öl sanft in die Wunde ein.

Zecken

Direkte Anwendung
Geben Sie einige Tropfen reines Teebaumöl unmittelbar auf die Zecke und drehen Sie diese nach einigen Minuten Einwirkungszeit vorsichtig mit einer Pinzette heraus. Danach einige Tropfen Teebaumöl auf die betroffene Stelle auftupfen, um Infektionen zu vermeiden und den Heilungsprozeß zu beschleunigen.

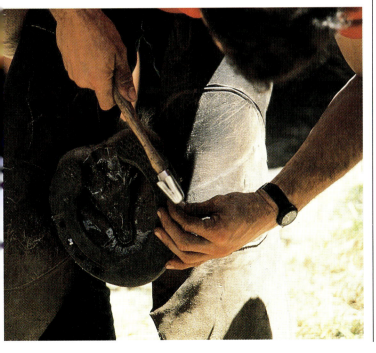

Inzwischen greifen immer mehr Pferdefreunde und auch Hufschmiede zum Teebaumöl, wenn ihre Pferde unter Hufentzündung oder Satteldruck leiden.

Geschichte und Geschichten zum Teebaum

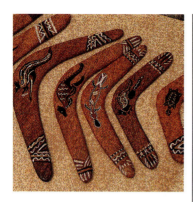

Bumerang – die uralte Jagdwaffe der Aborigines.

Die Aborigines haben eine sehr alte und wertvolle Kultur, die den Europäern weitgehend unzugänglich ist.

Zur Lebensweise der australischen Ureinwohner

Zur Zeit der Ankunft der Europäer auf dem australischen Kontinent (im 18. Jahrhundert) lebten dort etwa 300 000 Menschen – aufgegliedert in etwa 300 Stämme. Bei einer Zählung im Jahr 1981 gab es nur noch 28 000 reinblütige australische Ureinwohner (Aborigines) und etwa 100 000 Mischlinge, von denen viele in den Slums der Großstädte vor sich hin vegetierten. Nur wenige Ureinwohner leben noch in ihrer traditionellen Kultur.

Soziales Leben

Die Aborigines lebten als Jäger und Sammler, wobei theoretisch eine strenge Ausbildung vorgeschrieben war. Die Männer gingen zur Jagd, die Frauen sammelten Wurzeln, Beeren, Würmer und Insekten. In der Praxis wurden viele Arbeiten jedoch gemeinsam verrichtet.

Der materielle Kulturbesitz bestand aus wenigen, den besonderen Bedürfnissen entsprechenden Waffen und Geräten: Speeren und Speerschleudern, Keulen und Bumerangs, Grabstöcken, flachen Holz- oder Rindengefäßen und Steinmörsern, Netzen und Körben. Die Töpferei war den Aborigines offensichtlich unbekannt.

Die Menschen gingen nackt und trugen nur in kühleren Gebieten Fellmäntel. Als Behausungen dienten Windschirme und einfache Hütten aus Zweigen oder Rindenstücken.

Kultur und Tradition

Das Geistes- und Kulturleben wurzelte in der Vorstellung von einer mythischen Ur- und Schöpfungszeit. Besonders veranlagte Menschen (z. B. Medizinmänner) können nach der Vorstellung der Aborigines auch heute noch das Urzeitgeschehen im Traum erleben – in den sogenannten Dreamings. Das aus den mythischen Quellen hervortretende Denken und Handeln der Medizinmänner bestimmte die Normen für alle Sitten und Gebräuche.

Sie wußten auch, welche Kräuter gegen welche Krankheiten halfen – wie z.B. die Wirkstoffe des Teebaumöls, das ein traditionelles Heilmittel der Aborigines ist.

Zur Heilkraft des Teebaumöls

Als im späten 18. und frühen 19. Jahrhundert die weißen Siedler zu Tausenden nach Australien kamen, übernahmen sie einige der Heilmethoden der Aborigines. So wurde z.B. Eukalyptusöl, ein bei den Ureinwohnern wohlbekanntes Heilmittel, auch die Grundlage vieler Medikamente gegen zahlreiche Beschwerden der neu eingewanderten Kolonisten, und Teebaumöl wurde gegen alle Arten von Infektionen verwendet.

In Europa allerdings wurde dem Wissen der Aborigines nicht sehr viel Wert beigemessen – die meisten Forscher bezeichneten sie als primitive oder unzivilisierte Wesen. Deshalb ist es nicht erstaunlich, daß in unseren Breitengraden dem Teebaumöl erst in unserem Jahrhundert wissenschaftliches Interesse zuteil wurde.

Die aus Europa eingewanderten Kolonisten lernten von den Aborigines, in der australischen Natur zu überleben.

Medizin in Kriegszeiten

In Australien stand aufgrund der wissenschaftlichen Forschungen Teebaumöl bereits in den dreißiger Jahren unseres Jahrhunderts im Ruf eines natürlichen Wunderheilmittels.

Als der Zweite Weltkrieg ausbrach, gehörte das Öl zur Erste-Hilfe-Ausrüstung der Armee- und Marineeinheiten – besonders, wenn diese in tropischen Regionen eingesetzt wurden. Große Mengen Teebaumöl wurden damals auch in den Munitionsfabriken eingesetzt. Man mischte etwa ein Prozent Teebaumöl unter das Maschinenöl – so konnten Hautverletzungen durch Metallspäne weitestgehend reduziert werden. Während des Zweiten Weltkrieges wurde Teebaumöl sogar als kriegswichtiger Rohstoff eingestuft. Das bedeutete, daß Anbauer und Schnitter vom Wehrdienst befreit wurden.

In der australischen Volksmedizin wurde das Teebaumöl immer verwendet.

Rückbesinnung auf ein altes Heilmittel

Nach dem Krieg wurde durch das Wachstum der Pharmaindustrie der weite Einsatzbereich des Teebaumöls ziemlich vergessen. Penizillin und andere synthetisch hergestellte Medikamente schienen es weitgehend ersetzen zu können. Anfang der fünfziger Jahre gab es deshalb im Bungawalbyn Valley nur noch drei Faktoreien, in denen Teebaumöl destilliert wurde.

Aber 20 Jahre später änderte sich das Bild. Durch die Hippiebewegung in den späten sechziger Jahren begannen viele Menschen an den Errungenschaften der modernen Gesellschaft zu zweifeln – nicht zuletzt an den medizinischen Aspekten. Die synthetisch hergestellten Medikamente haben ja viele Nebenwirkungen, die durchaus nicht immer erwünscht sind. Also besann man sich auf altbewährte Naturheilmittel.

Und auch die Wissenschaft beobachtete eine wachsende Zahl von Fällen, bei denen synthetisch hergestellte Antibiotika nicht anschlugen. Man stellte fest, daß die Organismen, die sie bekämpfen sollten, resistent gegen sie wurden. So gewannen Naturheilmittel an Popularität – und damit auch die Heilkraft des Teebaumöls.

Der Teebaum – nicht auszurotten

Als die ersten europäischen Siedler nach Australien kamen, versuchten sie alles, um die Teebäume loszuwerden – weil sie die Sümpfe trockenlegen und dort andere Kulturpflanzen anbauen wollten.

Wahrscheinlich könnte man heute mehr erwirtschaften, wenn man das Land in seinem ursprünglichen Zustand belassen hätte. Dann wäre nämlich heute Teebaumanbau in größerem Maßstab möglich.

Aber der Teebaum ist äußerst widerstandsfähig. Um ihn wirklich auszurotten, müßte man ihn mit allen Wurzeln ausgraben. Selbst wenn nur ein Stumpf übrigbleibt, brechen daran innerhalb kürzester Zeit neue Triebe aus: Der Teebaum lebt!

Der Boom des Teebaumöls setzte ein, als sich die Menschen nach alternativen Heilmethoden umsahen.

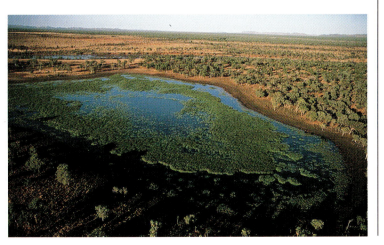

In den Sumpfgebieten Australiens fühlt sich die Teebaumpflanze am wohlsten.

Das Teebaumöl in Wissenschaft und Forschung

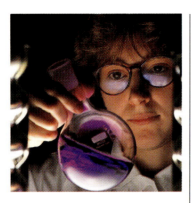

Die Forschung bestätigt die Wirkung von Teebaumöl.

Der medizinischen Wissenschaft genügt nicht der Glaube an ein Heilmittel – mag der auch sehr wichtig sein. Sie will zweifelsfreie Beweise haben. Das Teebaumöl hat hier vielfach überzeugt.

Natürlicher Wirkstoff gegen Bakterien

Dr. Arthur Penfold, ein wissenschaftlicher Angestellter der australischen Regierung für den Staat New South Wales, gab 1925 eine wichtige Entdeckung bekannt. Nach Abschluß einer dreijährigen systematischen Testreihe stand fest:
- Die antiseptischen und bakteriziden Eigenschaften des Teebaumöls waren 13mal stärker als die der Karbolsäure – dem damals gebräuchlichsten Bakterizid.
- Nur eine Art der Teebäume enthielt die geeignete Konzentration antibakterieller Stoffe – nämlich jene, die in den Feuchtgebieten und Sümpfen von Bungawalbyn im Norden von New South Wales wuchsen.

Dr. Penfolds Entdeckung gab den Anstoß zu weiteren medizinischen Untersuchungen, die schließlich zum Bau von etwa 30 Fabrikationsanlagen für Teebaumöldestillation im Gebiet von Bungawalbyn führten. Das beste Teebaumöl der Welt kommt auch heute noch aus jener Region – einem relativ kleinen Gebiet von ungefähr 200 Quadratkilometern.

Teebaumöl zur Desinfizierung

In einem Forschungsbericht bestätigte Dr. E. M. Humphrey 1930 die antiseptische und bakterienabtötende Wirkung von Teebaumöl insbesondere bei der Behandlung von eitrigen

Infektionen und verschmutzten Wunden. Er betonte die eiterauflösende Wirkung des Teebaumöls und dessen desinfizierende Funktion bei Wunden, die das Hautgewebe nicht angreift (im Gegensatz zu den meisten keimtötenden Mitteln, die damals neben Bakterien auch Gewebe zerstörten). Darüber hinaus erwähnte E. M. Humphrey, daß Teebaumöl auch ein wirksames antiseptisches Mundwasser ist, das sich besonders bei Infektionen des Mund- und Rachenbereichs und bei zahnärztlichen Eingriffen empfiehlt.

Hausmittel in Notzeiten

Während der folgenden Jahre wurde Teebaumöl auch weiterhin als »Buschmedizin« verwendet. Während des Zweiten Weltkriegs gehörte es sogar zur Standardausstattung der in Übersee stationierten australischen Soldaten. Aber Antibiotika und andere synthetisch hergestellte Medikamente ließen es in den Hintergrund treten. Erst in den sechziger Jahren unseres Jahrhunderts nahm – mit einem zunehmenden Bewußtsein der Verbraucher für die Nebenwirkungen der Produkte der Pharmaindustrie – auch das Interesse an der medizinischen Verwendung von Teebaumöl wieder zu.

Seit Jahren wird das Wirkungsspektrum des Teebaumöls erforscht. Es ist erstaunlich vielfältig.

Mittel gegen Furunkel

Dr. Henry Feinblatt berichtete 1960 im amerikanischen »Journal of the National Medical Association« von der erfolgreichen Behandlung von Furunkeln mit Teebaumöl.
In 25 Fällen verordnete er die Anwendung zweimal täglich – mit dem Ergebnis, daß nach acht Tagen 15 Fälle vollständig geheilt waren, sechs Geschwüre nur noch die halbe Größe hatten, drei beträchtlich reduziert waren und nur ein einziges aufgeschnitten werden mußte. Er schloß daraus, daß Teebaumöl eine schnellere Heilung ermöglicht – dazu ohne Narbenbildung – als andere bekannte Behandlungsmethoden.

Hilfe bei Pilzbefall

Dr. E. F. Pena berichtete 1962 im »Journal of Obstetrics and Gynaecology« über eine klinische Versuchsreihe, die er mit 130 Frauen durchführte, die an verschiedenen vaginalen Infektionen litten – u. a. an Soor und Ausfluß. Er verwendete zur Behandlung eine spezielle Lotion mit einem 40prozentigen Anteil von Teebaumöl und konnte damit sämtliche 130 Fälle heilen.

Fußkrankheiten heilen

Dr. M. Walker berichtete in der Fachzeitschrift »Current Pediatry« 1972 über eine Untersuchung zu verschiedenen Fußproblemen – Fußpilz, anderen Pilzinfektionen, Hühneraugen und Schwielen.
Von 60 mit reinem Teebaumöl behandelten Patienten wurden 58 innerhalb eines Zeitraums zwischen drei Wochen und sechs Jahren vollständig geheilt. In 38 Fällen waren die Ergebnisse hervorragend, in den anderen 20 Fällen zufriedenstellend.

Sterilisierung der Haut

Im Jahr 1983 führte die »Associated Foodstuff Laboratories of Australia« (eine Behörde, die sich mit der Hygiene der nahrungsmittelverarbeitenden Industrie Australiens beschäftigt) eine Serie von Versuchen zur Hautsterilisierung mit Teebaumöl durch.
Das Ergebnis: Bei der Anwendung von Teebaumöl auf ungewaschenen Händen ergab die Zählung der Bakterien eine Reduzierung von 3000 auf 3 pro 50 Quadratzentimeter Hautfläche! (Im Vergleich: Die Zählung von Bakterien bei Händen, die in destilliertem Wasser gewaschen wurden, betrug immerhin noch 2000.)

Jahrtausendelang wurde das Teebaumöl von den australischen Ureinwohnern, den Aborigines, als wichtiges Heilmittel verwendet. Auch die weißen Siedler, die weitab von ärztlicher Versorgung lebten, griffen auf dieses bewährte natürliche Medikament zurück. Aber erst in unserem Jahrhundert nahm sich die Forschung des Teebaums an.

Teebaumöl in Cremes und Tabletten

In San Juan Capistrano (Kalifornien) führten Dr. A. Shemesh und Dr. W. L. Mayo 1991 eine sechsmonatige Versuchsreihe durch, bei der sie Teebaumöl in Form von Öl, Cremes und Tabletten einsetzten, um verschiedene Erkrankungen zu behandeln – z. B. Akne, Mund- und Rachensoor, Hautentzündungen (Dermatitis), Ekzeme, Pusteln, Herpes, Nagelpilz, Pilzerkrankungen im Bartbereich, Fußpilz.
Die getestete Gruppe bestand aus 18 Männern, 20 Frauen und 2 Kindern. Von dieser Gruppe sprach nur eine einzige Person (die unter einem Ekzem litt) nicht auf die Behandlung an. Alle anderen Patienten wurden geheilt.

Die Ärzte der Mayo-Klinik kommen im Abschluß ihrer sechsmonatigen Versuchsreihe zu dem Ergebnis, daß Teebaumöl eine natürliche, preiswerte und wirksame Alternative zu den Medikamenten darstellt, die üblicherweise verschrieben werden. Teebaumöl ist ungiftig und überaus wirksam.

Das, was marktgängige Medikamente können, kann das Teebaumöl häufig auch – manchmal sogar besonders gut.

Mit der Anwendung von Teebaumöl lassen sich viele Krankheiten, insbesondere der Haut, wirksam und sanft heilen.

Wissenswertes zu Ernte und Produktion

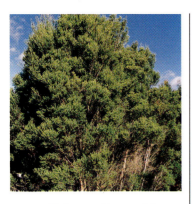

Teebaumpflanzen können sehr groß werden.

Teebaumöl gewinnt weltweit eine zunehmende Wertschätzung als Heil- und Pflegemittel. Die Gewinnung und Produktion wächst sich deshalb mehr und mehr zu einer expandierenden Industrie aus: Das Öl wird in fast alle Länder der Welt exportiert.

Der Berufsstand der Bush-cutters

In den fünfziger Jahren gab es lediglich drei Field-stells – winzige Anlagen, die im Bungawalbyn Valley betrieben wurden. Dies ist ein sumpfiges Gebiet in New South Wales, in dem große Teebaumwälder von Natur aus existierten.
Die Bäume wuchsen in einem so unwirtlichen Gebiet, daß die Ernte zu Fuß und von Hand von sogenannten Bush-cutters (Schnittern) ausgeführt werden mußte.
Sie schnitten die Bäume etwa zwei Meter über dem Boden ab und entfernten dann die Blätter und Äste von den Stämmen.

Ein guter Cutter konnte fast eine Tonne Blätter pro Tag schneiden. Diese wurden dann direkt zur Destillieranlage gebracht und dort in großen Gefäßen gesammelt. Hier wurde das ätherische Öl durch die Anwendung von Dampf aus den Blättern extrahiert und dann kondensiert und gefiltert.
Um sechs bis zehn Kilogramm Teebaumöl zu gewinnen, benötigte man ungefähr eine Tonne Blätter – also eine Ausbeute von etwa einem Prozent!

Während die ersten weißen Siedler den Teebaum als eine Art großes Unkraut betrachteten und es mit allen Mitteln auszurotten versuchten – u. a. um die Sümpfe für Rinderzucht und Zuckerrohranbau trockenzulegen –, bemüht man sich heute darum, Teebäume anzubauen.

MODERNE TEEBAUMÖLPRODUKTION

Teebaumplantagen heute

Erst in den siebziger Jahren wurde die erste Teebaumplantage in Bungawalbyn Creek eingerichtet – mit dem Ziel, Teebaumöl auf kommerzieller Basis zu produzieren.
Die Kultivierung dieser Bäume ist eine neue Landwirtschaftsform geworden. Inzwischen gibt es sogar Versuchsplantagen mit Teebäumen in Kalifornien!

Moderne Technik zur Ölgewinnung

Auf den Plantagen können zur Ernte Maschinen eingesetzt werden, die den Baum über dem Boden abschneiden. Modernste technische Verfahren – wie z.B. die Gaschromatographie – gewährleisten eine gleichbleibende Qualität des Teebaumöls.
Das Öl muß nach rechtlichen Vorgaben mindestens 30 Prozent Terpinen-4-ol enthalten und sein Cineolgehalt muß unter 15 Prozent liegen. Qualitätsöle erreichen wesentlich bessere Werte!

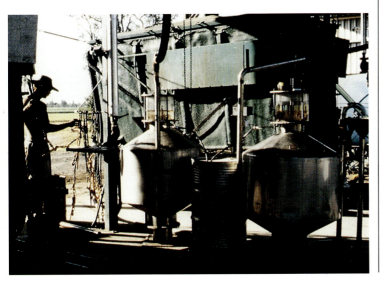

In den Destillieranlagen wurde das ätherische Öl aus den Teebaumblättern gewonnen. Der Gehalt der Wirkstoffe im Öl schwankte. Dank moderner Technik werden heute Qualitätsöle erzeugt.

HÄNDLERVERZEICHNIS

Fertigpräparate auf Teebaumölbasis erhalten Sie u. a. bei folgenden Firmen

TEBASAN
Hautpflege
mit den Schutzfaktoren
des australischen
Teebaum-Öls

TEBASAN VERTRIEBS GMBH
Mühlenweg 131 - 139 · D-22844 Norderstedt
Tel.: 040/535 30 130 · Fax: 040/535 81 44

Aromara
Albtalstraße 24
79839 St. Blasien
Tel.: 0 76 72 / 93 16 11
Fax: 0 76 72 / 93 16 20

ALVA
Umweltschonende Produkte
Mindener Straße 63
49084 Osnabrück
Tel.: 05 41/ 70 87 07
Fax: 05 41 / 70 87 06

Werner & Winkler
64546 Mörfelden-Walldorf
Fax: 0 61 05 / 7 45 60

Neumond –
Düfte der Natur GmbH
Mühlfelder Straße 70
82211 Hersching
Tel.: 0 81 52 / 88 00
Fax: 0 81 52 / 22 11

Primavera
87477 Sulzberg
Fax: 0 83 76 / 8 08 92

Calendula-Nativ
Frischpflanzen-Kosmetik
Frankendomstraße 90
97944 Boxberg/Wölchingen
Tel.: 0 79 30 / 86 47
Fax: 0 79 30 / 86 46

Amyris
Weinstraße 22
74343 Sachsenheim
Tel.: 0 70 46 / 75 39
Fax: 0 70 46 / 77 82

Spinnrad GmbH
Am Luftschacht 3A
45886 Gelsenkirchen
Tel.: 02 09 / 1 70 00-0
Fax: 02 09 / 1 70 00-40

Melaleuka GmbH
Luisenstraße 17
66125 Saarbrücken
Tel.: 0 68 97 / 7 71 88
Fax: 0 68 97 / 76 81 77

Australien Import Traders
Barber & Baldwin GmbH
Siplingerstraße 28
87257 Sonthofen-Rieden
Tel.: 0 83 21 / 7 12 65
Fax: 0 83 21 / 7 12 61

Brigitte-Versand
Johannesstraße 118
73614 Schorndorf
Tel.: 0 71 81 / 7 32 92
Fax: 0 71 81 / 7 50 33

CMD Naturkosmetik
Bohlweg 1
38729 Lutter am Bbge
Tel.: 0 53 83 / 84 85
Fax: 0 53 83 / 84 86

BERA Naturprodukte
Ralf Beermann
Porssenweg 9
48429 Rheine
Tel.: 0 59 71 / 6 57 08
Fax: 0 59 71 / 6 57 08

BIO-DIÄT-BERLIN
Selerweg 43-45
12169 Berlin
Tel.: 030 / 7 95 20 11
Fax: 030 / 7 96 72 33

TEA TREE AUSTRALIA
Gärtnerweg 2
A-5061 Elsbethen
Tel.: 00 43-662 / 62 32 58
Fax: 00 43-662 / 62 32 58-4

Tabor-Abfüllservice (Schweiz)
CH-9607 Mosnang
Tel.: 00 41-71-9 83 36-36
Fax: 00 41-71-9 83 52-42

Life Light Naturwaren
Rohrbrunn 53
A-7572 Deutsch-Kaltenbrunn
Tel.: 0 33 83 / 33 10-0
Fax: 0 33 83 / 33 10-4

Über die Autorin

Heidelore Kluge ist freie Autorin und Journalistin. Sie veröffentlichte bislang rund 30 Bücher, darunter zahlreiche Gesundheitsratgeber, die sich vorwiegend mit naturheilkundlichen Themen befassen.

Literatur

Bulla, Gisela: Natürliche Heilung durch Aromatherapie. Südwest Verlag. 2. Auflage, München 1996

Dr. Cernaj, I./Dr. Cernaj, J.: Gesund und schön durch Enzyme. Südwest Verlag. 2. Auflage, München 1996

Drury, Susan: Die Geheimnisse des Teebaums. Windpferd Verlag. Aitrang 1992

Kluge, Heidelore: Heilkräuter aus der Apotheke. Südwest Verlag. 3. Auflage, München 1996

Olsen, Cynthia: Die Teebaumöl-Hausapotheke. Windpferd Verlag. Aitrang 1994

Wolf, Peter: Die kleinste Hausapotheke der Welt: Teebaumöl. Taosis Verlag. Lemgo 1995

Hinweis

Das vorliegende Buch ist sorgfältig erarbeitet worden. Dennoch erfolgen alle Angaben ohne Gewähr. Weder Autorin noch Verlag können für eventuelle Nachteile oder Schäden, die aus den im Buch gemachten praktischen Hinweisen resultieren, eine Haftung übernehmen.

Bildnachweis

Alfred Pasieka, Hilden: 25; bpk, Berlin: 6; bpö/ALVA, Osnabrück: 8, 93; Das Fotoarchiv, Essen: 28 (Oswald Baumeister), 64 (Venturi), 75 (Rupert Oberhäuser), 80 (Henning Christoph), 88 (Bernhard Nimtsch); Donatus Fuchs, Sidney: 9, 92, U4; IFA-Bilderteam, München: 16 (Connet), 17 (Diaf), 47 (Age), 74 (Habel), 84 (F. Prenzel); Image Bank, München: 5 (Michael Salas), 83 (David W. Hamilton); Mauritius, Mittenwald: 27 (Mitterer); Superbild, Grünwald: 1 (F. Bouillot), 13 (diaphor), 36 (H. Schmidbauer), 49 (Option); Tony Stone, München: U1 (Titelbild), 23 (Ken Scott), 32 (David Sutherland), 40 (Bruce Ayres), 53 (James Darell), 58 (no name), 79 (Joe Cornish), 87 (Woldendorp); Ulrich Kerth, München: 44

Impressum

© 1995 Südwest Verlag GmbH & Co. KG, München
17. Auflage 1998
Alle Rechte vorbehalten.
Nachdruck – auch auszugsweise – nur mit Genehmigung des Verlags.

Lektorat: Silke Weidner
Redaktionsleitung und medizinische Fachberatung:
Dr. med. Christiane Lentz
Bildredaktion:
Barbara Glöggler
Produktion:
Manfred Metzger
Umschlag/DTP/Satz:
Wolfgang Lehner
Druck:
Color-Offset, München
Bindung:
R. Oldenbourg, München
Printed in Germany

Gedruckt auf chlor- und säurearmem Papier

ISBN 3-517-01744-2

Register

Abschürfungen 12
Abszesse 20, 37f.
Aciclovir 39
Aids 14
Akne 13, 19ff., 69
Allergien 74
Antibiotika 14, 47
Antiseptikum Teebaumöl 12f.
Anwendung 16, 23, 25f.
Aromatherapie 24ff., 67
Arthritis 56
Atemwegsbeschwerden 17, 19
Ausfluß 13
Babypflege 64ff.
Bäder 16f.
Bakterien 12, 25f.
Banks, Sir Joseph 7
Blasenentzündung 13, 18, 45f.
Brandwunden 12
Bronchitis 13, 31
Candidainfektion 47
Cineol 9ff.
Desinfizierung 88f.
Drüsenfieber 14
Ekzeme 17
Erkältung 14, 18f., 31ff.
Eukalyptusöl 11
Feinblatt, Dr. Henry 89
Fieber 26ff.
Flöhe bei Tieren 80
Frostbeulen 52
Furunkel 37f., 89
Füße 73
Fußpilz 13, 18, 50f.
Genitalbereich 18
Gerstenkorn 29
Gesichtswasser 70
Grippe 13f.
Gürtelrose 38
Haarpackung 72
Haarwasser 22

Halsschmerzen 29
Hämorrhoiden 18, 46
Haushaltsreinigungsmittel 74
Hautausschläge 17
Hautentzündungen 37ff., 41f.
Heilerde 20, 56
Heilkräfte 8ff.
Herpes 38ff.
Humphrey, Dr. E. M. 88f.
Hustenreiz 19
Immunsystem 5, 14, 25
Infektionen 7
Inhalationen 16, 19
Insektenstiche 12, 23, 76f.
Kompressen 19f.
Konzentrationsschwäche 67
Kortikoide 47
Kosmetika 21
Kosmetikindustrie 69
Krampfadern 19, 53f.
Krätze 42f.
Lagerung 24
Läuse 78
Lebensmittelallergien 44
Leberentzündung 14
Masern 14, 29
Massage 16, 20f.
Mayo, Dr. W. L. 91
Milchschorf 65
Mitesser 13, 19, 69
Mundgeschwüre 18
Muskelschmerzen 57f.
Nägel 73
Nagelbettentzündungen 18, 50
Nebenhöhlenentzündungen 13, 31, 34f.
Ohrenentzündungen 31, 36
Pickel 13, 19ff., 69
Pilze 12, 25
Prellungen 60
Quetschungen 60f.

Rheuma 17, 55
Ringelflechte 13
Schmerzen, allgemeine 7, 23
Schnittwunden 12
Schuppen 22
Schuppenflechte (Psoriasis) 43f.
Shampoo 22
Sonnenbrand 61
Soor 13, 47f.
Splitter, infizierte 12, 20
Spülungen 17
Streß 14, 25
Synergie 11
Tampons 48
Teebaum (Melaleuca alternifolia) 6f.
Teebaumöl als Naturheilmittel 4f.
Teebaumölproduktion 93
Terpinen-4-ol-Gehalt 10
Tierpflege 80ff.
Tisserand, Robert 67
Umschläge 19
Umwelteinflüsse 25, 44
Ungeziefer 76
Verbrennungen 7, 62
Verstauchungen 63
Viren 12, 14, 25f., 35
Vitaminmangel 44
Vollbad 17
Warzen 14, 43
Waschungen 22
Windelausschlag 65f.
Windpocken 14, 22, 30
Wunden 7, 23
Wundliegen 45
Zahnfleischentzündung 59
Zahnpflege 71
Zahnschmerzen 18, 59
Zecken 79
Zusammensetzung des Teebaumöls 11